中医老年急症学

主编 谢健 赵荣

全国百佳图书出版单位
中国中医药出版社
·北京·

图书在版编目（CIP）数据

中医老年急症学 / 谢健，赵荣主编 . -- 北京：中国
中医药出版社，2024.6
ISBN 978-7-5132-7145-5

Ⅰ.①中…　Ⅱ.①谢…②赵…　Ⅲ.①急性病 – 中医学 –
老年病学　Ⅳ.① R259.92

中国版本图书馆 CIP 数据核字（2021）第 171873 号

中国中医药出版社出版

北京经济技术开发区科创十三街 31 号院二区 8 号楼
邮政编码　100176
传真　010-64405721
廊坊市佳艺印务有限公司印刷
各地新华书店经销

开本 710×1000　1/16　印张 16.5　字数 281 千字
2024 年 6 月第 1 版　2024 年 6 月第 1 次印刷
书号　ISBN 978 – 7 – 5132 – 7145 – 5

定价　69.00 元
网址　www.cptcm.com

服 务 热 线　010-64405510
购 书 热 线　010-89535836
维 权 打 假　010-64405753

微信服务号　zgzyycbs
微商城网址　https://kdt.im/LIdUGr
官 方 微 博　http://e.weibo.com/cptcm
天猫旗舰店网址　https://zgzyycbs.tmall.com

如有印装质量问题请与本社出版部联系（010-64405510）

编委会

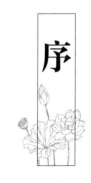

序

关于急症，中医学类似描述见于《内经》，《素问·标本病传论》言："后发重大急者，以其不足，故先治其标，后治其本也。"《灵枢·病本》曰："先病而后中满者，治其标。"以后急者治标，缓者治本，遂传于世。所谓急症，包括发热、剧痛（头、颈、背、胸、腹、肢、节）、心脑血管疾病急发、晕厥（休克）等。历代医家应用中药、针灸、气功辨证综合治疗，积累了丰富的经验。《史记》载扁鹊取百会（又名三阳五会）针治虢国太子晕厥，随即苏醒；东汉张仲景以白虎汤清热，应手取效。至今传承不竭。

本书主要记载了中医急诊学发展史，老年急症的临床特点、中医病因病机、诊疗原则、常用治疗方法及制剂，阐述了常见老年急症的定义、病因病机、中西医急救措施、中医辨证论治、中医特色治疗等，分享了国医大师、全国名中医、云南省名中医等治疗各种常见老年急症的临床验案及解析。使广大读者对常见老年急症的症状、病因病机、中医辨证论治、急救措施、中医特色治疗、名医经验等有深入了解。尤其是明确中医也能治疗急症的思想，突出了中医药治疗急重症的重要作用，对老年急重症的救治有较好的实践意义和参考价值。中医老年急症学的发展需要中医人的不懈努力，通过不断创新、突出中医治疗特色、加强医疗体系和人才队伍建设等来创造中医老年急症学的新辉煌。

云南中医药大学第一附属医院谢健、赵荣两位教授，常年从事中医老年急症临床实践，经验丰富。谢健教授作为本书的主编，组织长期从事医疗、教学、科研等工作的中青年医师参与编撰，对中医老年急症的诊疗既有传承发扬，又有发展提高，尤其是临床实践加学术研究，将中医理论和实际相结合，使中青年医师成长起来，后继有人，后继有术，中医老年急症学必然自立于世界医学之林。展望未来，作为曾经的中医教育工作者，情不自禁，欣然作序！

吕光荣

2023 年春于昆明

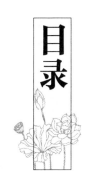

目 录

总　论

各　论

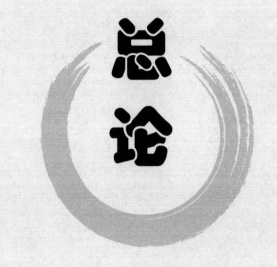

总论

第一章　中医急诊学简史

中医急诊学是在中医药理论指导下，研究临床各科急危重症的诊断、辨证论治的一门学科，其在中医学史上形成了独具特色的理论体系。当然，中医急诊学理论的形成和完善与古今众多医家的努力实践是分不开的。

早在春秋战国时期就已经有了关于中医急诊学的记载，《黄帝内经》中记载了关于中医急症的病名、症状、发病原因、发病机理、诊断要点、治疗及预后转归等内容，为中医急诊学的发展奠定了理论基础。如"卒心痛"相当于我们现代急诊医学的"急性冠状动脉综合征"，包括了急性发作的心绞痛和心肌梗死。

东汉时期，《神农本草经》共收录了365种药物，提出辨证用药的思想，奠定了中医急诊学的药物学基础。此外，在张仲景的《伤寒杂病论》中，以伤寒病为基础，首次提出辨证论治的学术思想，促进了理论与临床实践的紧密结合，建立了中医急诊学的辨证论治体系，推动了中医急诊理论的发展。

晋唐时期是中医急诊学理论逐渐兴盛的时期，其代表人物及代表作品主要有葛洪的《肘后备急方》、巢元方的《诸病源候论》、孙思邈的《千金方》等。晋代葛洪的《肘后备急方》是中国第一部急救手册，主要记载了各科急性病证及慢性病证急性发作的内服、外治等方法，对急救技术的发展作出了重大贡献。隋代巢元方的《诸病源候论》是我国第一部病因证候学专著，共50卷，分67门，记载证候1739种，分别列述了内、外、妇、儿、五官、骨伤等各科疾病的病因与证候，奠定了中医急诊病因病机学说的基础。唐代孙思邈的《千金方》是一本综合性的临床专著，被称为最早的临床百科全书，其中第24卷和第25卷记载了解毒和备急诸术。

金元时期，中医急诊学进入了学术争鸣的繁荣时期。这一时期的主要代表人物有刘完素、张从正、李东垣、朱丹溪，被后世称为"金元四大家"，他们分别代表了四种不同的学派。刘完素是"寒凉派"的代表人物，认为疾病多源于火热，治疗应多用寒凉药，对于寒凉药在急症中的应用有其独到的见解。张从正认为治病首先要祛邪，将汗、吐、下三法灵活运用到疾病的急救中，是"攻下派"的代表人物。李东垣强调"人以脾胃为本"，在治疗上善于温补脾胃，是"补土派"的代表人物。朱丹溪提倡"阳常有余，阴常不足"，治疗以滋阴降火为主，为"滋阴派"的创始人。金元四大家以其独到的见解和丰富的临床实践为中医急诊学的发展作出了巨大的贡献。

明清时期，温病学说的昌盛再次促进了中医急诊学的发展。吴又可在《温疫论》中提出了"戾气"病因学说，强调了瘟疫与伤寒的不同，创制了达原饮等有效治疗瘟疫的方剂。叶天士著有《温热论》，提出"温邪上受，首先犯肺，逆传心包"的论点，并将温病分为卫、气、营、血四个阶段。吴鞠通著有《温病条辨》一书，在吴又可和叶天士的影响下，对温病进行了进一步研究，创立了"三焦辨证"的理论，总结了温病危险阶段药物的使用。王孟英在《温热经纬》中将温病分为新感和伏气两大类。所以，明清医家的理论和著作不仅促进了温病学说的发展，还对急救时方剂药物的选择和使用提供了重要的理论支撑。

新中国成立至今，中医急诊学已有了长足的发展。1984 年中华全国中医学会（现中华中医药学会）成立了中风、热病、血证、厥脱、胃痛、痹病、剂改等协作组，从专科急诊医学促进整体中医急诊医学的发展。1995 年出版了《中医急诊医学》，为中医急诊医学教育事业和学术的发展奠定了基础。1997 年成立了中华中医药学会急诊分会，说明我国中医急诊医学正在逐渐走向成熟。2005 年国家中医药管理局印发的《中医医院管理评价指南（试行）》更加明确了中医药在急诊医学中的重要作用及地位，从而肯定了中医急诊医学发展的必要性。中医急诊学在中医学史上占据着重要的地位，其发展也是符合时代发展潮流的。虽然中医急诊学在新中国成立后有很好的发展，但也存在着一些问题，如专业人才匮乏、体系不够完善、缺乏中医治疗特色、缺少创新、涉及范围有待扩大等。所以，中医急诊学的发展需要中医人的继续努力，通过不断创新、突出中医治疗特色、加强医疗体系和人才队伍建设等方式来创造中医急诊学的新辉煌。

第二章　中医老年病的生理病理特点

一、老年人的生理特点

1. 五脏衰弱，功能减退

老年人五脏衰弱，生理功能减退。肝主疏泄，藏血，调畅情志。肝脏衰弱，影响其疏泄功能，进而引起气机升降失常，血运失常，情志不畅，表现为急躁易怒、反酸、呃逆、腹胀等。心主血液，藏神。心气血不足，推动无力，血行缓慢，易积滞脉中。脾主升清，运化，统血。脾虚则清阳不生，浊阴不降，运化失常，统血功能下降，表现为纳呆、食欲不振、神疲乏力、便溏等。肺主呼吸，宣发肃降，通调水道。肺气虚，则气短乏力、易感外邪等。肾主藏精，调节生殖功能，主水。肾脏衰弱则会出现生殖功能低下、耳鸣耳聋、腰膝酸软等。

2. 正气不足，易感邪气

老年人气血渐衰，正气不足，卫外不固，易受风、寒、暑、湿、燥、火等邪气影响而发病。如换季或天气变化时老年人比青壮年更容易感冒，主要因年老正气虚，不能卫外，腠理不固，失去了保护作用，不能阻挡外邪侵入，在邪气侵入后，抵抗无力，可呈现病程较长的特点。

3. 脾胃虚弱，积滞内停

老年人脾胃功能退化，脾虚不运，牙齿不利，食物咀嚼不够细致，若再饮食无节制、不规律，喜食生冷、坚硬食物，则易引起食积腹胀。

4. 内伤七情，情志异常

七情包括怒、喜、忧、思、悲、恐、惊。老年人肝脏渐衰，疏泄失常，调畅情志功能减弱。另外，老年人生活阅历多，退休后多宅居家里，而儿女又忙于工作，对老年人缺乏情感的关怀，所以老年人容易产生抑郁和孤独感。老年人常被称为"老小孩",主要是说其情绪不稳定,像小孩子一样喜怒无常。

二、老年人的病理特点

1. 本虚标实,虚实相兼

老年人气血衰弱,多本虚,本虚则卫外不固,易受外邪侵袭,表现出本虚标实的特点。另外,本虚容易内生邪气积滞,表现出虚实相兼的特点。

2. 易传变,多脏腑受损

老年人脏腑虚弱,患病之后,机体抗邪气能力差,病情容易发生传变。肝、心、脾、肺、肾五脏存在着相生相克和相乘相侮的关系,一脏虚损,无力与邪气抗争,则可能出现传变,影响其他脏腑,发生病情突然变化的情况,久之则多脏器受损。脏腑相表里,脏受损会引起腑的生理功能受损。

3. 脾虚气滞,多痰瘀

老年人脾气虚弱,运化水湿功能减退,多痰饮。老年人肝脏虚弱,气机升降失常,外加运动量少,气机阻滞,血液运行不畅,多瘀滞。

4. 易阴阳衰竭

年老人的特点是气血津液亏损、脏腑虚弱、阴阳失调,若致病邪气盛极一时,引起机体气血极度衰弱,阴阳失调更甚,最终阴阳衰竭,出现亡阴或亡阳的症状。

第三章　中医老年急症的病因病机

老年急症的病因病机涉及面广，比较复杂，概括起来病因大多为正虚邪袭，病机主要取决于邪正相争在身体的局部甚至全身所处的盛衰情况。

一、病因特点

老年急症的病因可以概括为病理性病因、体质性病因、医源性病因三个方面。

1. 病理性病因

病理性病因主要包括六淫、七情内伤、饮食失调、疫疠、严重损伤、急性中毒、病理产物等。六淫致病可分为风、寒、暑、湿、燥、火致病邪气，老年人机体本虚，当外感致病邪气较盛时，侵入机体，可出现急性高热、寒战、吐泻等症状。七情内伤致病可分为过怒、过喜、过思、过悲、过恐致病，如过怒可致气血上逆，发为急性厥证。饮食失调致病是因为老年人脾胃本虚，若饮食长期不加节制，则过度损伤脾胃，诱发严重的急性腹痛，如急性上消化道出血、急性胰腺炎、急性胃肠穿孔等。疫疠的致病特点比较鲜明，其具有强烈的传染性、流行性和致病性，如鼠疫、霍乱等。严重损伤致病包括摔伤、撞伤所致的急性损伤，老年人气血不足，骨骼肌肉失养，表现为骨质疏松，在跌倒摔伤时可能出现急性的股骨颈骨折。急性中毒致病包含蛇虫咬伤、食用毒蕈、误服有机磷农药等引起的机体急性中毒反应。病理产物致病是在疾病发展的过程中所产生的痰、瘀等病理产物可能引发新的病理改变或疾病出现，而老年人多虚，病理产物更易在体内积聚，如痰蒙神窍可出现神昏，瘀阻心脉可引起心绞痛等。

2. 体质性病因

体质因素对老年急性病证的发生可产生一定影响，如阴寒体质之人，喜静少言，易感寒邪，出现手足厥冷等寒性急症。

3. 医源性病因

主要包括在治疗中的失治和误治导致老年急性病证的发生。老年人是一个相对特殊的群体，在急性病证发生之前往往存在一个或多个基础致病因素逐渐发展累积的过程，而其本身所特有的老化表现和机体对病证的感觉不够敏感的特点会导致基础疾病隐匿发展，难以发现，所以可能会造成医护人员的失判和误判，导致失治和误治，最终加速急性病证的产生。

二、病机特点

在老年急症的病机方面，一为邪盛正不衰，正邪激烈相争，引起机体气血极度逆乱；二为正衰邪盛，正气无力与邪气抗争，导致阴阳过度失调。

1. 邪盛正不衰

在老年急性病证初期，老年人正气虽虚，但有力与邪气抗争，正邪交争激烈，引起机体气血极度逆乱。由于感邪性质的差异，致病病理因素的不同，以及病邪侵袭、停积部位的差别，因而证候表现各不相同，可见高热剧痛、神昏谵语、惊厥抽搐等危重表现。此阶段的正邪相争决定了病理变化性质的虚实，也决定了疾病的转归。

2. 正衰邪盛

老年人身体渐衰，脏腑机能退化，气血不足，阴阳失调，多难以与病邪抗争。急性病证起病急，邪气盛，致病迅速，可侵袭机体不同部位甚至全身。在急性病证发展的中期或后期，老年人机体多难以与疾病抗衡，最终可导致多脏器受损或阴阳两虚，可出现心、肝、脾、肺、肾等重要脏器损伤甚至衰竭，也可出现亡阴亡阳、阴竭阳衰等危重证候。

第四章　老年病的临床特点

一、发病隐匿，病程较长

老年人正气逐渐虚损，脏腑功能逐渐减退，身体机能也处于一个不断退化的过程中。因此，老年人不仅对病邪所导致的症状感应能力较弱，还会出现疾病缓慢滋生的症状与老化表现难以区分的情况，这也就是我们所说的老年人发病隐匿。如一些冠心病、肿瘤、糖尿病的老年患者，常常患病多年而不自知，只有在体检时才能发现。再如患心肌梗死时，青壮年人可有压榨性疼痛、濒死感，而老年人往往因为对疼痛感觉不敏感而忽略，延误疾病最佳治疗时机。老年人身体功能退化，对疾病所引起的不适感觉感应能力弱，后知后觉，诊治不及时，而正气又不足，难以与邪气抗衡，轻者可出现正虚邪恋、病程较长，重者可出现脏腑功能损伤甚至阴竭阳脱等危重病证。所以，对老年患者要多关心，对老年疾病的诊治要认真细微。

二、多种疾病并存，虚实夹杂

老年人身体渐衰，心、肝、脾、肺、肾等脏器均会出现不同程度的功能退化，脏腑之间存在相生相克等关系，可互相影响，一脏发生病变可影响或传变到其他脏腑，最终可引起多脏腑疾病并存。同理，疾病之间也是如此，一种疾病可以是另一种疾病的发病因素，最终可导致多疾病并存。如老年中风患者，可能有多年的高血压、冠心病、房颤等病史，上述疾病综合作用可诱发中风，是中风发生的高危因素。另外，老年人正气不足，痰、瘀等病理产物易堆积成邪，侵犯机体，在虚证的同时可见实证的症状，故多虚实夹杂。

三、常合并并发症

老年人正气虚损，气血运行较差，常在发生一种疾病的同时并发其他疾病。如因中风、术后、骨折需要长期卧床的患者可并发坠积性肺炎和褥疮，糖尿病患者需要定期监测眼底、肾功能、周围血管情况等，因可并发糖尿病视网膜病变、糖尿病肾病、糖尿病周围血管病、糖尿病神经病变等。所以在治疗老年患者原发病的同时，也要注意并发症的监测和治疗。

第五章　中医老年急症的诊疗原则

中医急症的治疗原则应着眼于"急""救""验"。明辨虚实，权治缓急；动态观察，辨证论治；已病防变，随症救治。危急重症的诊治规律就詹文涛老师经验而言，大要有五：一曰顾命，二曰救急，三曰截断，四曰调理，五曰复元。扶正当辨明脏腑阴阳、气血、津液虚损的程度，以决定采用回阳救逆（四逆辈）、益气复元（独参、理中辈）、益气养阴（生脉辈）、养阴增液（增液辈）、滋养潜摄（复脉辈）等方法。祛邪当辨明轻重缓急及其属性，分别采用降逆息风、清热解毒、活血化瘀、通腑泄热、清营凉血、开窍通络等法。对于确诊的患者，病证同治，紧扣标本与逆从，参照已知致病因素和病理变化，选择性专力猛、速效高效安全的方药，采取多途径的综合治疗方法，以达到迅速取效、化险为夷、防传杜变的目的。对于暂时不能确诊的患者，应针对其最突出、最危急的证候，采取各种应急的对症治疗和急救手段，以缓其急，转危为安。

《肘后备急方》中提出"急救治本，因证而异，针药摩熨，综合治疗"的理念。孙思邈对急症倡导综合治疗，一是内服与外用结合，如采用药物内服、熏洗敷贴等多种方法；二是针灸、按摩与药物相结合。他认为"针灸之功，过半于汤药""针灸攻其外，汤药攻其内，则病无所逃矣""故知针知药，乃是良医"；三是药疗与食疗相结合。张从正祛邪采用的主要方法是发汗、催吐、泻下，对于体实和体弱的患者应区别对待，体弱则不可猛攻，只可缓图，而且在用药上应注意"中病即止，不必尽剂"。李东垣提出"内伤脾胃，百病由生"的观点，在内伤急症的治疗方面多以益脾胃、升阳气为主。

中医防治危急重症的指导思想是在疾病演进过程中始终以"注重维护、扶持和重建人体正气"为主题，维护和重新调节脏腑阴阳的平衡。所采用的手段归结起来无非是扶正与祛邪两大类，在急危重症发生之前的目的在于防止邪正交争的恶性因果转换链的形成，在危急重症发展之后再截断其恶性循环的发展。根据老年病"以虚为本，兼虚夹瘀，多痰多瘀"的特点，《金匮要略》所论诸般杂病的证治，重视养生调摄的思想，强调防传杜变的措施及理虚、治痰、化瘀三大治则。总之，老年病急症的中医治疗方法多、疗效快、范围广。

一、方法多样

多种方药内治、药物外治（如敷贴、熏洗、灌肠等）、针刺疗法（体针、耳针、头针、手针、足针等）、艾灸疗法（艾灸、隔姜灸、爆灯火等）、整骨疗法、刮痧疗法、放血疗法、发疱疗法，以及某些特殊疗法如肛肠纳药、搐鼻开关通窍、擦牙开噤、冷水冷敷、鼻饲给药等。

二、措施综合有效

融合多种方法施行于一病之中，迅速取效，缩短病程，转危为安。一是一病之中结合多种疗法，以产生相互补充的效应。例如厥脱，根据病情需要，可采取静脉输液、内服药物、掐水沟、针刺、艾灸、吸氧等多法方法救治，迅速控制病情发展，缓解各种复杂证候，促使病情向愈。二是一病之中综合多种治法，以发挥药物的协同作用，例如清热解毒、解表祛邪，乃治外感热病的常规之法，"温病下不嫌早"，早用攻下，是清除温热病邪的基本途径；和解法在解热散热方面亦有良好的作用。治疗高热急症，或清下并举，或汗下同用，或表里双解，或清解和下联合等，集多种功效的药物于一方，通过多途径而祛邪，急挫热势，各个击破。

三、标本兼治重标

标本兼治，急则治标，缓则治本。如大出血的患者，无论属何种类型的出血，均应先采取急救措施，急止血以治标，待血止后，病情缓和，再治本病。再如鼓胀患者，腹水大量增加，腹部胀满，呼吸急促，大小便不利时，应先治疗属标之腹水，用利水逐水之法，待腹水减轻，病情稳定后再理肝脾，治其本病。"急者先治"不能绝对化，如厥脱之亡阳，急用回阳救逆之四逆汤等方剂即属治本之法，临床上要知常达变，灵活运用。

第六章 中医老年急症的常用治疗方法

一、清热解毒法

该法具有清热、泻火、解毒、祛暑等作用，治疗温热、瘟疫、热毒等证，适用于温热火毒所致之热证。常用药物有黄芩、黄连、栀子、连翘、黄柏、石膏、金银花、蒲公英、龙胆草、鱼腥草、板蓝根、玄参、紫花地丁等，代表方剂如黄连解毒汤、白虎汤、清瘟败毒饮、普济消毒饮等。

二、通腑攻下法

该法具有清除实热、通便、荡涤积滞、攻逐水饮等作用，主治里实积滞证，凡属有形实邪内积皆可应用。常用药物如大黄、芒硝、大戟、芫花、巴豆、甘遂等。

1. 寒下法

该法具有攻逐实热、燥屎、宿食、水饮等实邪的作用，主治里实热证，又可分三法：

（1）通腑泄热法：以苦寒攻下之剂，荡涤肠腑实热，主治阳明腑实证，代表方剂为承气汤类。

（2）通便导滞法：通导积滞，清利湿热。主治积滞与湿热互结胃肠，代表方剂如枳实导滞丸。

（3）攻逐水饮法：以寒下药与逐水之品配伍，主治水肿实证，代表方如十枣汤、舟车丸等。

2. 温下法

该法由泻下药与温热药组成，攻内停脏腑的寒冷积滞，主治里寒实证。代表方如大黄附子汤、三物备急丸等。

三、活血化瘀法

该法具有活血通脉、去除瘀滞的作用，主治各种瘀血证，适用于蓄血证及各种瘀血证。常用药物如大黄、桃仁、红花、川芎、当归、牡丹皮、赤芍、丹参等，临床上多与理气药、止痛药同用。

1. 行气活血化瘀法

由行气药与活血药配伍组成的方剂。如治头面、四肢及周围血管瘀血证的通窍活血汤，治疗胸膈以上部位瘀血证的血府逐瘀汤，治疗腹部血瘀证的膈下逐瘀汤，治疗少腹血瘀证的少腹逐瘀汤等。

2. 补气活血化瘀法

由补气药与活血药配伍组成的方剂，如治疗中风半身不遂的补阳还五汤。此类方剂有重用补气药黄芪的特点，王清任认为血瘀为气虚所致，行气可活血生血祛瘀。

3. 解毒活血化瘀法

由清热解毒药与活血化瘀药配伍组成的方剂，主要用于急重症的治疗，如解毒活血汤治疗霍乱。

4. 回阳救脱活血化瘀法

如急救回阳汤，王清任以此方治疗霍乱吐泻导致的亡阳者，方中用人参、附子、生姜以温阳益气固脱，桃仁、红花以活血化瘀。

四、益气通脱法

该法具有大补元气、益气固脱等作用，主治元气亏虚证，适用于气虚所致的厥脱证。常用药物有人参、黄芪、党参、西洋参、白术等，代表方药如独参汤、生脉散、参麦散及参麦注射液等。

五、回阳救逆法

该法具有温通心肾之阳、回阳救逆等作用，主治阳衰欲绝证，适用于阳气衰微、阴寒内盛的阴寒证。常用药物如附子、干姜、肉桂等，多与益气固脱之人参、炙甘草配伍，代表方如四逆汤、回阳救急汤、参附汤等。

六、醒脑开窍法

该法具有通关开窍、苏神醒脑等作用，主治窍闭神昏证，适用于各种闭证。常用药物如牛黄、犀角、麝香、苏合香、羚羊角、冰片、石菖蒲等。在临床上常与清热药、温里药或祛痰药等配伍使用。

1. 温通开窍法

该法有温通、开窍、解郁、化痰等作用，以芳香开窍药与辛温行气药为主组方，适用于寒邪或痰浊内闭之寒闭证。代表方剂如苏合香丸、通关散等。

2. 清热开窍法

该法有清热解毒、清心开窍等作用，以辛散开窍药与清热解毒药为主组方，适用于温热之毒内陷心包之热闭证，代表方剂如安宫牛黄丸、至宝丹、紫雪丹等。

3. 豁痰开窍法

该法有祛痰、通关、开窍等作用，以辛温开窍药与祛痰化痰药为主组方，适用于痰浊蒙闭心窍之神昏。代表方剂如涤痰汤、菖蒲郁金汤、通关散等。

七、镇肝息风法

该法具有清肝、平肝、平息内风等作用。主治肝风内动、热极生风之证，适用于内脏病变所致的风病。常用药物如羚羊角、天麻、钩藤、石决明、白芍、牡蛎、龙齿、磁石、代赭石、菊花等。代表方剂如镇肝熄风汤、羚角钩藤汤等。

八、疏风止痉法

该法具有疏风、止痉、化痰等作用，主治风邪侵袭肌表、经络、筋骨、关节所致的疾病，适用于中风中经络、破伤风、抽搐等病，常用药物如胆南星、白附子、僵蚕、羌活、防风、白芷、全蝎、蜈蚣等，代表方剂如牵正散、止痉散、小活络丹、玉真散等。

九、止血法

该法具有止血的作用，主治各种出血证。常用药物如大蓟、小蓟、侧柏叶、槐花、艾叶、蒲黄、灶心土等。

1. 凉血止血法

该法有清热、凉血、止血等作用，以清热凉血药为主，佐以止血之品组成，主治血热妄行之出血证，代表方剂如十灰散、槐花散、四生丸等。

2. 温阳止血法

该法有温阳、健脾、止血等作用，以温运脾阳之药为主，佐以止血之品，主治虚寒性的出血证。代表方剂如黄土汤等。

十、通淋利水法

该法具有渗湿、利水、通淋、泄浊等作用，主治湿热蕴结膀胱证，适用于淋证、癃闭等。常用药物如茯苓、泽泻、猪苓、车前子、木通、防己等，代表方剂如八正散、石韦散、导赤散等。

第七章　中医治疗急症的常用中药

中医急症的治疗当扶正、祛邪及扶正祛邪并用，扶正应辨明脏腑阴阳、气血、津液虚损之程度而决定采用回阳救逆固脱、益气复脉、益气养阴、养阴增液等方法。祛邪当辨明轻重缓急及其属性，分别采用泻下攻积、息风止痉、清热解毒、活血化瘀、通腑解毒、清营凉血、开窍通络等方法。

一、中医急诊常用中成药

1. 痰热清注射液

功效为清热、解毒、化痰，主要用于风温痰热阻肺证（即有发热、咳嗽、咳痰不爽、口渴、舌红、苔黄等表现）的急性支气管炎、慢性支气管炎急性发作、急性上呼吸道感染及急性肺炎（早期）等疾病。其主要成分为黄芩、熊胆粉、山羊角、金银花、连翘等。

2. 丹参注射液

功效为活血化瘀、通经活络，主要用于气血逆乱、瘀血阻滞所致的急性脑梗死，还可用于冠心病胸闷、心绞痛。其主要有效成分为丹参。

3. 参附注射液

功效为回阳救逆、益气固脱，主要用于亡津失血，或由心阳衰微、邪毒内陷等导致的气血逆乱，阴阳耗竭，阳气暴脱，阴阳离决所致的危重病证，如西医学的低血容量性休克。其主要有效成分为人参皂苷和乌头碱。

4. 醒脑静注射液

功效为清热解毒、凉血活血、开窍醒脑，主要用于气血逆乱、脑脉瘀阻、外伤头痛、酒毒攻心所致的脑栓塞、急性脑出血、颅脑外伤、急性酒精中毒等。其主要成分为麝香、郁金、冰片、栀子等。

5. 参麦注射液

功效为益气固脱、养阴生津，主要用于治疗气阴两虚型之休克、冠心病、急性心肌梗死、病毒性心肌炎等。其主要成分为红参、麦冬。

6. 苏合香丸

功效为芳香温通开窍、行气止痛、解郁化痰，主要用于寒邪或痰浊内闭之寒闭证。其主要成分为苏合香、安息香、冰片、丁香、香附、水牛角、沉香、檀香、人工麝香、木香、制乳香、白术、朱砂等。

7. 安宫牛黄丸

功效为清热解毒、清心开窍，主要用于温热之毒内陷心包，高热惊厥，神昏谵语，如中风昏迷、脑炎、脑膜炎、中毒性脑病、脑出血、败血症等热闭证。其主要成分为水牛角、牛黄、人工麝香、珍珠、朱砂、雄黄、黄连、黄芩、栀子、郁金、冰片等。

8. 至宝丹

功效为化浊开窍，清热解毒。主要用于急性脑血管疾病、脑震荡、流行性乙型脑炎、流行性脑脊髓膜炎、肝昏迷、冠心病心绞痛、尿毒症、中暑、癫痫等属痰热内闭证。其主要成分为水牛角、玳瑁、琥珀、朱砂、雄黄、牛黄、麝香、龙脑、安息香、银箔、金箔等。

9. 紫雪丹

功效为清热解毒、镇痉息风、开窍定惊，主要用于温热病、邪热内陷心包而致的高热烦躁、神昏谵语、惊厥、口渴唇焦、尿赤便闭等。其主要成分为石膏、寒水石、磁石、滑石、犀角、羚羊角、木香、沉香等。

二、中医急症常用方剂

清热解毒如黄连解毒汤、白虎汤、清营汤、犀角地黄汤、清瘟败毒饮、普济消毒饮等；通腑泄热如承气类、大黄牡丹汤等；通便导滞如枳实导滞丸；攻逐水饮如十枣汤等；温下寒积如大黄附子汤、温脾汤等；行气活血化瘀如通窍活血汤、血府逐瘀汤、膈下逐瘀汤、少腹逐瘀汤等；补气活血化瘀如补阳还五汤等；解毒活血化瘀如解毒活血汤等；益气复脉如独参汤、生脉散及参麦散等；益气养阴如黄芪生脉饮、麦味地黄丸、玉液汤等；滋阴增液如增液汤；回阳救逆如四逆汤、回阳救急汤、参附汤等；豁痰开窍如涤痰汤、菖蒲郁金汤、通关散等，镇肝息风如镇肝熄风汤、羚角钩藤汤等；疏风止痉如牵正散、止痉散、小活络丹、玉真散等；凉血止血如十灰散、槐花散、四生丸等；温阳止血如黄土汤等；补气摄血如补中益气汤、归脾汤等；利尿通淋如八正散、石韦散、导赤散、五苓散等；清暑益气如清暑益气汤等；降逆止呕如橘皮竹茹汤等。

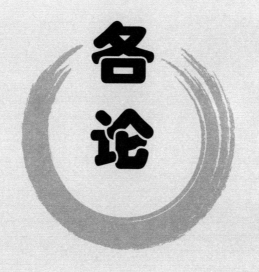

各论

第一章　社区获得性肺炎（重症）

【概述】

社区获得性肺炎（community-acquired pneumonia，CAP）是在院外由细菌、病毒、衣原体和支原体等多种微生物所引起的感染性肺实质（含肺泡壁，即广义上的肺间质）炎症，包括具有明确潜伏期的病原体感染，而在入院后潜伏期内发病的肺炎。社区获得性肺炎的年发病率为5‰～11‰，占所有感染性疾病死亡人数的48%，其中18%～36%为重症社区获得性肺炎（severe community-acquired pneumonia，SCAP），重症社区获得性肺炎是指除肺炎常见的呼吸系统症状外，尚有呼吸衰竭和其他系统明显受累的表现，是临床常见的急危重症之一，是严重脓毒血症的一种类型。重症社区获得性肺炎患者病情严重，89%的患者伴有基础疾病，且大部分为60岁以上的老年人，42%的患者需要入住重症监护室，死亡率超过30%。虽然有抗生素治疗及重症监护，但重症社区获得性肺炎的发病率与死亡率仍在不断升高。因此，深入了解重症社区获得性肺炎的病原学、危险因素和诊断标准，给予及时正确的治疗，对提高治愈率，降低死亡率至关重要。

重症社区获得性肺炎属于中医学"风温肺热病""暴喘""肺炎喘嗽"等范畴，是这些病证发展到重症阶段。与重症肺炎症状相似的记载可最早追溯至《内经》，如《灵枢·五阅五使》曰："肺病者，喘息鼻张。"《素问·痹论》曰："心痹者，脉不通，烦则心下鼓，暴上气而喘。"后世医家的论述亦颇精妙，隋代巢元方在《诸病源候论》中称该病为"逆喘"，"其人壮热，频发汗不止，或未及发汗，而鼻燥喘息，鼻气鸣即衄"。明代《诸证提纲》言："凡喘至于汗出如油，则为肺喘，而汗出发润，则为肺绝……气壅上逆而喘，兼之直视谵语，脉促或伏，手足厥逆乃阴阳相背，为死证。"清代吴谦在《医宗金鉴》中亦有描述："呼吸气出急促者，谓之喘急。若更喉中有声响者，谓之哮吼。"可见，中医虽无重症肺炎的直接记载，但其相关描述，体现了古人早已重视到重症肺炎的这一危急重症。

【病因病机】

社区获得性肺炎病因一为外感六淫疫毒，外邪壅肺，或热毒酿痰，热郁血瘀，肺气闭阻所致。如风温上受犯肺，春温、暑温、疫痢等热毒壅迫肺气。二为内伤久病，逐渐加重，猝然突变，痰（饮）瘀阻肺，肺失升降而成。多为原有肺系基础疾病，或他脏病变影响于肺而致喘。如宿患喘咳、支饮、怔忡及卒中暴病等。其他原因如外科痈疽，火毒内陷闭肺，突遇外伤，血瘀气闭，产后败血冲肺，尿水窒息等亦可导致本病。

病理性质有虚有实，也有虚实夹杂。如属新病，起病急骤，发病快速者，多以实为主；若内伤久病，猝然突变者，多为邪实正虚，因虚致实，或由实转虚。邪实者，为热痰、水饮、瘀血壅塞于肺，肺气闭而不用；正虚者，为气阴耗竭，肺气败绝。主病之脏在肺，而与心肾密切相关，因肺主气，司呼吸，若肺失宣肃，升降失常，则上逆而为喘。如《三因极一病证方论》说："夫五脏皆有上气喘咳，但肺为五脏华盖，百脉取气于肺，喘既动气，故以肺为主。"肺肾相生，肺为气之主，肾为气之根，肺主出气，肾主纳气；心脉上通于肺，肺佐心调节血脉的运行；心、肾、肺三者协调，则气血通畅，脏腑安和。如《灵枢·经脉》所说："肾足少阴之脉……其支者，从肺出络心，注胸中，是动则病饥不欲食……喝喝而喘，坐而欲起，目肮肮如无所见。"即明确指出肺、肾、心三脏的病理关系。此外，因心主神明，脑为元神之府，故危重患者热毒痰瘀蒙蔽神窍，心脑受邪，或清气不能上承，神机失用，可见昏迷、痉厥之变。

【西医诊断标准或分类标准】

一、诊断标准

符合下列 1 项主要标准或 3 项次要标准，可诊断为重症肺炎。

（一）主要标准

1. 需要气管插管行机械通气治疗。

2. 脓毒症休克经积极液体复苏后仍需要血管活性药物治疗。

（二）次要标准

1. 呼吸频率大于 30 次 / 分钟。

2. 氧合指数大于 250mmHg（1mmHg=0.133kPa）。

3. 多肺叶浸润。

4. 意识障碍和（或）定向障碍。

5. 血尿素氮大于 7.14mmol/L。

6. 收缩压低于 90mmHg 时需要积极的液体复苏。

二、病原学诊断

可能的病原体须参考患者基础情况、症状或体征、胸部影像学（胸部 X 线或胸部 CT）、实验室检查、病情严重程度、既往抗菌药物应用史等，并结合病原学检测进行诊断。

【急救措施】

一、针灸

针刺取水沟、涌泉、足三里、肾上腺（耳穴）、皮质下（耳穴）。先用毫针强刺激水沟、涌泉二穴，留针 30～60 分钟，并间歇运针。后再加针刺足三里，平补平泻，分层寻气，得气每至，慎守勿失，留针30分钟并间歇运针。可酌加直接灸法，此时可同时在耳穴肾上腺、皮质下埋针。

二、中成药

1. 通关散

吹入鼻腔取嚏，必要时15～30分钟一次。

2. 气雾剂

艾叶油气雾剂吸入，每支3mL，每次3～6mL，每日3次。

3. 安宫牛黄丸

每次1丸，口服，每日1次。

三、注射液

1. 血必净注射液

血必净注射液50mL加生理盐水100mL静脉注射，30～40分钟完成，一天2次。病情重者，一天3次。合并多器官功能失常综合征者以血必净注射液100mL加生理盐水100mL静脉注射，30～40分钟完成，一天2次。病情严重者，一天3～4次。

2. 参脉注射液

参脉注射液20～60mL，用5%葡萄糖注射液250～500mL稀释后静脉注射，每天2次。

四、西医治疗

重症肺炎除肺部严重感染外，尚涉及呼吸、循环、肾脏等功能改变，甚至导致多脏器功能衰竭，危及生命。治疗的关键是控制感染，同时应根据病情采取抗休克、纠正呼吸衰竭或肾功能衰竭及支持疗法等综合治疗措施。

1. 抗生素治疗原则

早期、联合、足量、足疗程及静脉给药。先用强有力的抗生素治疗，根据细菌培养结果选用窄谱抗生素。

2. 抗休克治疗

（1）扩容治疗：①晶体液：如乳酸林格液等。②胶体液：如低分子右旋糖酐、血浆、全血、人体白蛋白等。③其他：如羟乙基淀粉等。

（2）防止弥散性血管内凝血的发生，首选药物为 5% 碳酸氢钠溶液。

（3）心血管活性药物的应用，如多巴胺和去甲肾上腺素等。

【中医临床证治】

一、辨证论治

（一）辨证要点

辨证当审其外感内伤，分清虚实。外感新病，起病急骤，进展迅速者，多为外邪郁闭肺气，属实；内伤久病，渐至突变者，多为痰瘀水饮壅阻肺气，脏气虚衰，属本虚标实或虚中夹实。但外感可以喘闭致脱，内伤又可因虚致实。

（二）分证论治

1. 热毒闭肺证

证候：喘咳气急，呼吸粗大，喉中痰鸣，胸胁胀满，烦躁不宁，身热有汗或少汗，口渴，面红唇紫。舌质红，苔黄腻，脉浮滑数。

治法：清热解毒，开宣肺气。

方药：麻杏石甘汤合小陷胸汤加减。炙麻黄 10g，杏仁 10g，石膏 30g，瓜蒌皮 15g，半夏 15g，葶苈子 15g，柴胡 15g，黄芩 10g，桑白皮 15g，白前 15g，款冬花 30g，甘草 10g。

加减：大便实者，加大黄；伴咽痛者，加牛蒡子；热毒甚者加栀子、大青叶；夹积滞者加枳实、莱菔子；热甚伤阴者加生地黄、沙参；面唇青紫者加红花、丹参；惊风者加羚羊角；恶寒无汗、肢体酸痛者，加羌活、独活。

2. 肺热腑结证

证候：呼吸窘迫，喘促气粗，痰涎壅盛，胸满腹胀，大便秘结，烦躁不安，发热或高热，甚则神昏谵语。舌质红，舌苔黄燥，脉滑数。

治法：宣肺化痰，通腑泄热。

方药：宣白承气汤加减。石膏 30g，大黄 10g，杏仁 10g，瓜蒌皮 10g，浙贝母 15g，枳实 15g，葶苈子 15g。

加减：痰多者，加天竺黄、金荞麦；咳痰不畅，加竹茹、橘红；见咳血者，加藕节炭、茜草根；内热甚者，加地骨皮、知母；头痛目赤者，加菊花、桑叶；咽喉肿痛者，加山豆根、马勃；口渴者，加天花粉、玄参。

3. 痰瘀阻肺证

证候：喘促气涌，不能平卧，胸部憋闷，胁肋胀痛，咳痰多质黏，咳吐不利，心动悸，面暗，唇甲青紫，烦躁不安，或昏沉嗜睡，舌质紫，舌苔浊腻，脉细滑，或见歇止。

治法：涤痰祛瘀，泻肺平喘。

方药：贝母瓜蒌散加减。浙贝母 15g，瓜蒌 15g，茯苓 30g，陈皮 10g，桔梗 10g，天花粉 15g，丹参 30g。

加减：兼风邪犯肺者，加桑叶、杏仁以疏风宣肺；喉中作痒者，加前胡、牛蒡子以宣肺利咽；肺火较盛者，加石膏、知母以清泄肺热；热重阴伤者，加沙参、麦冬以养阴生津；咳痰带血者，加玄参、阿胶、仙鹤草以凉血止血。

4. 上盛下虚证

证候：咳痰多，喉中痰涌有声，胸闷如塞，不能平卧，气短息促，吸气不利，动则喘甚。舌质淡或红，舌苔腻，脉细滑。若感邪诱发则见寒热表证。

治法：化痰降逆，温肾纳气。

方药：苏子降气汤加减。苏子 15g，半夏 15g，前胡 10g，陈皮 10g，当归 10g，肉桂 5g，大枣 10g。

加减：偏下虚者加附子、肉桂；伴小便不利，肢体浮肿者加茯苓、芍药、附子；兼五心烦热，潮热盗汗者，加川牛膝、鹿角胶；痰多者加桑白皮、川贝母；阳虚者加干姜、细辛、淫羊藿；阴虚者加地骨皮、鳖甲；盗汗明显者，加煅牡蛎、糯稻根须；呃逆者，加竹茹、炙枇杷叶；纳差食少者，加炒麦芽、炒谷芽；腹胀者，加佛手、香橼皮。

5. 正虚喘脱证

证候：喘逆息促，呼吸微弱浅短，时停时续，喉中痰声如鼾；心慌动悸，烦躁不安，或神志淡漠，甚则昏沉模糊不清，大汗淋漓，肢冷，唇甲青紫，面色青晦。舌淡紫暗或舌红少津，脉微细欲绝或微弱细数，浮大无根。

治法：扶阳固脱，镇摄肾气。

方药：参附汤加减。人参 30g，制附子 30g（先煎），紫苏子 15g，葶苈子 15g，桂枝 15g，大枣 10g，石菖蒲 15g。

加减：待患者病情稳定后再随症加减。

二、针灸治疗

体针：常用穴位为肺俞、膈俞、尺泽、鱼际、太渊、内关。配穴为大椎、曲池、合谷、孔最、委中、太溪、三阴交、十二井、膏肓俞。病情进展期，每日针刺 2 次，泻法，留针 30 分钟。恢复期，每日针刺 1 次，平补平泻。

水针：取肺俞、风门、曲池、丰隆。用青霉素 400000U/2mL（先皮试）合链霉素 0.125g/2mL，每穴各注射 0.5mL，每日 1 ～ 2 次。亦可采用其他肌内注射用抗菌素或抗菌中药注射液进行穴位注射。

【名中医经验荟萃】

杨保林教授治疗暴喘验案

赵某，男，77 岁。2011 年 10 月 18 日就诊。因脑血管病后遗留肢体活动障碍，长期卧床，靠鼻饲饮食。3 天前受凉感冒后出现剧烈咳嗽，咳大量黄稠黏痰，自服头孢类抗生素及化痰药后无明显效果。就诊前 8 小时突发呼吸喘促，全身大汗淋漓，发热，痰涎壅盛，喉中辘辘有声，痰量多黄白，呈泡沫状，难以自行咳出。小便量少，大便干结，量少难出，数日一行。

入院查体：体温 38.3℃，血压 102/55mmHg，心率 115 次 / 分。神志不清，精神差，目睛不和，口唇紫绀，双肺呼吸音粗，可闻及明显痰鸣音，双肺满布湿啰音。予第 3 代头孢菌素抗感染，大量解痉平喘、化痰止咳的西药治疗 1 天，喉中痰鸣、喘促加重，汗出愈甚，血压下降至 95/50mmHg。结合系统理化检查，西医诊断为重症肺炎。建议行气管插管术并转入重症监护室治疗，遵家属意愿暂先保守治疗。杨保林教授查其四肢微冷，汗出涔涔，舌暗，苔焦黑燥裂，脉细数虚浮，沉取无根。

中医诊断为暴喘，辨证为肺塞腑实、气虚失纳、痰浊壅上。

处方：黄芪 30g，太子参 10g，沙参 10g，黄芩 10g，酒大黄 6g，全瓜蒌 12g，浙贝母 15g，石菖蒲 10g，赤芍 15g，三七 10g，茯苓 20g，白术 10g，生姜 10g，炒苏子 10g，炒葶苈子 10g，炙甘草 6g，制附片 10g。水煎 200mL，多次给药，每日 1 剂。

3 剂后患者咳喘已明显减轻，热退身凉，汗出减少，大便通畅，查其舌燥裂之苔浮于舌上，轻轻揩之则整片脱落，白嫩新苔内生于上。继服 3 剂，喘止息宁，继续留观治疗 2 周后生命体征逐渐平稳，出院。

第二章　急性呼吸衰竭

【概述】

呼吸衰竭是指各种原因引起的肺通气和（或）换气功能严重障碍，以致在静息状态下亦不能维持足够的气体交换，导致低氧血症伴（或不伴）高碳酸血症，进而引起一系列病理生理改变和相应临床表现的综合征。研究显示，老年患者比青年患者更容易演变为呼吸衰竭，且老年人的呼吸道黏膜萎缩，清除功能下降，咳嗽、喘息和痰量增加比青年人出现率低，而出现意识障碍的比例明显高于青年人。

本病常以呼吸困难、紫绀等为主要表现，属于中医学肺衰、喘证、喘脱等范畴，部分患者还会出现神志改变，故亦可归属于神昏、多寐。

【病因病机】

呼吸衰竭病因较为复杂，可由外感六淫、创伤、疫疠等导致，亦可由内生痰饮、水湿、瘀血所致，还可因心、肺、脾、肾亏虚复感外邪而致病。

本病病位在肺，与心、脾、肾相关。病机总属本虚标实，以心、肺、脾、肾亏虚为本，痰饮、水湿、热毒、瘀血为标。《医家四要》曰："暴病而喘者为实，久病而喘者为虚。"《仁斋直指方论》言："诸有重病笃，正气欲绝之时，邪气盛行壅逆而为喘。"

【西医诊断标准或分类标准】

呼吸衰竭根据病因不同，病史、症状、体征和实验室检查都不尽相同。主要诊断依据是血气分析，尤其是 PaO_2 和 $PaCO_2$ 的测定。在海平面、标准大气压、静息状态、呼吸空气条件下，$PaO_2 < 60mmHg$，伴或不伴 $PaCO_2 > 50mmHg$。单纯 $PaO_2 < 60mmHg$ 为 Ⅰ 型呼吸衰竭；$PaO_2 < 60mmHg$，伴 $PaCO_2 > 50mmHg$，为 Ⅱ 型呼吸衰竭。

【急救措施】

一、针刺

实证：天突、华盖、膻中、肺俞、定喘、列缺、尺泽。

虚证：肺俞、肾俞、定喘、膻中、太渊、太溪、足三里、三阴交、膏肓、关元，亦可灸中府、云门、天府、华盖、肺俞。

二、中成药

神昏者可用安宫牛黄丸，喘促者可用桂龙咳喘宁胶囊、止咳定喘丸、蛤蚧定喘丸、苏子降气丸、七味都气丸、人参保肺丸、固本咳喘片等。

三、注射液

痰热者可用痰热清注射液 20 ～ 30mL，以 5% 葡萄糖注射液稀释后静脉注射，每日 1 次，或用炎琥宁注射液 400mg，以 5% 葡萄糖注射液稀释后静脉注射，每日 1 次；神昏可用醒脑静注射液 20 ～ 30mL，以葡萄糖注射液稀释后静脉注射，每日 2 次；气阴两虚用生脉注射液或参麦注射液 60 ～ 100mL，以葡萄糖注射液稀释后静脉注射，每日 2 次；阳气欲脱者可用参附注射液 50 ～ 100mL 静脉注射，每日 2 次。

四、西医治疗

治疗原则：①加强呼吸支持，包括保持气道通畅、纠正缺氧和改善通气。②呼吸衰竭诱因和病因的治疗。③加强一般支持治疗和对其他重要脏器功能的监测与支持。

（一）病因治疗

根据引起急性呼吸衰竭的不同病因采用相应的措施，是治疗呼吸衰竭的根本所在。如气道阻塞的应迅速畅通气道，严重气胸的可行胸腔闭式引流术，大量胸腔积液的要抽出胸水，呼吸道感染的应尽快行病原学检测并据药敏试验结果及时合理地选择抗生素等。

（二）呼吸支持疗法

1. 保持气道通畅

痰或异物阻塞者，患者取卧位，开口暴露咽部迅速取出声门前异物，或立即给予电动吸引清除痰液；如有急性喉头水肿者，可行紧急环甲膜穿刺，地塞米松局部喷雾或静脉注射；张力性气胸者，立即取粗针头于气管偏移对侧鼓音明显处穿刺，排气减压；哮喘窒息者，立即给予沙丁胺醇或特布他林雾化吸入，多索茶碱 0.1～0.2g 静脉注射，甲泼尼龙 80～120mg 稀释后静脉注射。必要时建立通畅的人工气道，进行气管插管或气管切开。若患者处于昏迷状态，取仰卧位，头后仰，托起下颌并将口打开。若气道分泌物较多，应给予祛痰药物，如氨溴索、溴己新等。若气道开放患者，须注意气道湿化，避免痰痂形成，阻塞气道。

2. 氧疗

一般控制性氧疗可用鼻导管、鼻塞及面罩行低流量或高流量吸氧。吸入氧浓度计算公式：FiO_2（％）=21+4×氧流量（L/min）。低流量（低浓度）吸氧：FiO_2 在 30％～35％ 为低浓度氧疗；高流量（高浓度）吸氧：$FiO_2 > 50$％ 为高浓度氧疗。高流量（高浓度）FiO_2 在 50％～70％ 吸氧 24 小时会发生氧中毒。缺氧伴二氧化碳潴留的氧疗原则（指慢性阻塞性肺疾病）为低浓度（35％）持续吸氧。严重的呼吸衰竭须较高浓度氧疗时，可加用呼吸兴奋剂，或建立人工气道机械通气。

3. 增加通气量，改善二氧化碳潴留

（1）呼吸兴奋剂：对低通气以中枢抑制为主者，呼吸兴奋剂疗效较好。对以肺换气功能障碍为主导致的呼吸衰竭，不宜使用。

用法：尼可刹米 0.375 ～ 0.75g 静脉注射，随即以尼可刹米 3 ～ 3.75g 加入 500mL 液体中静脉注射，4 ～ 12 小时无效或有严重不良反应时停用。

对于Ⅱ型呼吸衰竭伴肺性脑病患者可给予肺脑合剂静脉注射，10% 葡萄糖注射液 250mL+ 氨茶碱 0.25g+ 尼可刹米 1.5 ～ 3g+ 地塞米松 5 ～ 10mg，缓慢静脉注射，此法不宜用于有喘息及痰量多且不易排出的患者。另外需要注意的是在使用呼吸兴奋剂时要保持气道的通畅，以免发生呼吸肌疲劳。

（2）机械通气：包括无创和有创两种。无创机械通气不用建立有创的人工气道，简便易行，且并发症少。使用时通过面罩或鼻罩与患者连接进行人工通气，其适应证包括病情在短时间内能够好转，以呼吸肌疲劳为主的中重度呼吸困难，矛盾呼吸运动或辅助呼吸肌参与；呼吸频率超过 24 次 / 分，氧合指数小于 200mmHg 等。当通过无创机械通气不能维持满意通气或氧合，或气道分泌物增多，咳嗽和吞咽反射明显减弱甚至消失时，应行气管插管使用机械通气。有创机械通气是治疗呼吸衰竭最有效的方法，可以纠正缺氧和改善二氧化碳潴留，为原发疾病的治疗赢得时间，并减少对其他重要脏器功能带来的损害。其适应证为意识障碍；呼吸频率大于 35 ～ 40 次 / 分或小于 6 ～ 8 次 / 分，呼吸节律异常，自主呼吸微弱或消失；PO_2 小于 50mmHg，尤其是吸氧后仍低于 50mmHg；PCO_2 进行性升高，pH 值进行性下降，或并发肺性脑病；呼吸衰竭经常规治疗后无好转，有恶化趋势。常用通气模式有控制通气、辅助通气、辅助 / 控制通气、间隙指令通气、同步间隙指令通气、压力支持通气、呼气末正压通气（PEEP）。临床上应根据患者基础疾病及病理生理特点选用通气模式，调整呼吸参数。呼吸参数的调节：潮气量（VT）6 ～ 8mL/kg，呼吸频率 8 ～ 12 次 / 分，吸入氧浓度 FiO_2 30% ～ 100%。吸 / 呼比（I ：E）1 ：1.5 ～ 2.0。PEEP 一般宜在 6 ～ 18cm H_2O，平台压＜ 30cm H_2O。

（三）控制感染

呼吸道感染常诱发或加重急性呼吸衰竭，应根据痰液或呼吸道分泌物培养及药敏试验结果，选用有效抗生素治疗。

（四）维持循环稳定

如循环不稳定患者可适当补充晶体液或胶体液，必要时尽早使用血管活性药物。

（五）营养支持

常规给患者鼻饲高蛋白、高脂肪和低碳水化合物，以及多种维生素和微量元素的饮食，必要时静脉注射脂肪乳剂。

（六）预防并发症

呼吸衰竭常导致其他重要器官功能损伤，因此须注意对心脏、肾脏等的保护，并注意维持水电解质及酸碱的平衡。

【中医临床证治】

一、辨证论治

（一）辨证要点

老年人气血渐衰，正气不足，卫外不固，易感受外邪而出现咳、饮、喘、哮、痨等，且因五脏衰弱，生理功能减退，可迁延不愈，日久肺气亏虚，终致心、脾、肾俱虚，是发病的基础。肺为华盖，邪先侵袭，亦为娇脏，最易受六淫邪毒、疫疬之气侵袭，致肺失宣发肃降，发为气逆；或郁而化热，燥热内结，阳明腑实，浊气不通，肺气不降；或痰饮、水湿、热毒、瘀血等内停于肺，肺气受阻，气机不利，宣降失常；或由于肺气虚衰，感受外邪，创伤瘀毒，致肺失主气之能，宣发肃降失调，肺气壅塞，升而不降，气不得出，呼吸困难。肺失主气之功，上不能助心行血，以致心脉瘀阻；中焦脾胃升降不利，运化失常，痰浊上壅于肺，肺失举张。肾气不固，纳气不足，气不归元，上逆于肺，发为喘促，活动后加剧。甚则清浊相混，上犯于脑而致神蒙窍闭，邪陷风动之证。

（二）分证论治

1. 风寒袭肺证

证候：咳喘气逆，呼吸急促，胸部胀闷，咳嗽声重，痰多白稀，兼头痛、鼻塞、无汗、恶寒重而发热轻，舌质淡，苔薄白，脉浮紧。

治法：疏风散寒，宣肺平喘。

方药：麻黄汤合华盖散加减。麻黄10g，桂枝12g，杏仁15g，桑白皮15g，苏子15g，茯苓20g，陈皮15g，桔梗10g，紫菀15g，白前15g，生甘草10g。

加减：寒痰较重，痰多色白清稀起沫者，加细辛、生姜温肺化痰；咳喘重，胸闷气逆者，加射干、厚朴降气化痰。

2. 痰浊阻肺证

证候：呼吸急促，胸满闷窒，咳嗽，喉中痰鸣，痰多黏腻色白，不易咳出，呕恶纳呆，口黏不欲饮，面色紫暗，唇舌发绀，苔白或白腻，脉滑。

治法：化痰降逆，泻肺平喘。

方药：二陈汤合三子养亲汤加减。陈皮15g，半夏15g，茯苓30g，苏子15g，白芥子15g，莱菔子15g，甘草10g。

加减：痰多气急难平，加皂角、葶苈子涤痰平喘；唇舌紫暗，舌底脉络迂曲，加桃仁、红花、赤芍等活血化瘀；腑气不通，大便不畅，加大黄、厚朴以通便除壅。

3. 痰热郁肺证

证候：喘息气粗，咳逆胸满，痰多质黄，黏稠难咳，身热面赤，尿黄便干，口渴欲饮，舌质红，苔黄腻，脉滑数。

治法：清热化痰，宣肺平喘。

方药：清金化痰汤加减。黄芩15g，栀子15g，桔梗10g，麦冬15g，浙贝母15g，橘红15g，茯苓20g，桑白皮15g，知母15g，瓜蒌仁15g，甘草10g。

加减：若痰热内盛，痰黏难咳，加鱼腥草、瓜蒌皮以清热化痰；痰鸣喘息，不得平卧，加射干、葶苈子泻肺平喘；痰热壅结，腹胀便秘，加大黄、芒硝、厚朴以通腑泻下；热盛伤津，口干欲饮，加南沙参、麦冬、天花粉以生津润燥。

4. 痰瘀阻肺证

证候：咳喘不得平卧，喉中痰鸣，痰多色白或为泡沫痰，胸部满闷，面色灰暗，唇甲紫绀，舌质暗或紫暗，舌下脉络迂曲，苔腻，脉弦滑。

治法：涤痰泻肺平喘。

方药：葶苈大枣泻肺汤合桂枝茯苓丸。葶苈子 10g，大枣 15g，桂枝 10g，茯苓 15g，牡丹皮 15g，桃仁 10g，赤芍 15g。

加减：喘促明显，加三子养亲汤化痰下气平喘；腑气不利，大便不通，加大黄、厚朴以通腑除壅。

5. 阳明腑实证

证候：喘促气憋，腹胀满痛，发热不恶寒，大便秘结，小便短赤，舌质红，苔黄燥，脉洪数。

治法：通腑泻下，清肺润燥。

方药：宣白承气汤加减。生石膏 30g，生大黄 20g，杏仁 10g，瓜蒌皮 10g，桑白皮 15g，芒硝 10g。

加减：如热势较盛加大生石膏用量；喘甚加葶苈子、白前、马兜铃等；痰多加川贝母、竹沥、天竺黄等。

6. 痰蒙神窍证

证候：意识不清，谵妄，烦躁不安，表情淡漠，嗜睡，甚则昏迷。或肢体瞤动，抽搐，咳逆喘促，或伴痰鸣，舌质暗红或紫绛，苔白腻或黄腻，脉细滑数。

治法：涤痰息风，开窍醒神。

方药：涤痰汤合安宫牛黄丸加减。茯苓 30g，人参 20g，陈皮 15g，胆南星 12g，法半夏 15g，竹茹 15g，枳实 10g，石菖蒲 15g，甘草 10g。

加减：痰热内盛加黄芩、桑白皮、葶苈子、天竺黄、竹沥以清热化痰；热结大肠，腑气不通合增液承气汤；肝风内动，伴有抽搐加钩藤、全蝎、羚羊角粉以凉肝息风；瘀血明显者加红花、桃仁、川芎等活血通络；斑疹肌衄者加水牛角、生地黄、牡丹皮、紫草等清热凉血止血。

7. 肺气虚耗证

证候：喘促短气，气怯声低，喉有鼾声，咳声低弱，吐稀白痰，自汗畏风，呛咳，痰少质黏，烦热口渴，咽喉不利，面颧潮红，舌质淡红或苔剥，脉软弱或细数。

治法：补肺益气养阴。

方药：生脉散合补肺汤加减。人参 15g，麦冬 10g，五味子 6g，黄芪 15g，熟地黄 15g，紫菀 10g，桑白皮 15g，苏子 15g，灸款冬花 15g，灸甘草 5g。

加减：气阴两虚者，加用沙参、玉竹、百合以补肺养阴；中气虚弱，肺脾同病，配合补中益气汤补脾养肺。

8. 肾虚不纳证

证候：喘促日久，动则喘甚，呼多吸少，气不得续，小便常因咳甚而失禁或淋沥不尽，形瘦神疲，汗出肢冷，面唇青紫或有浮肿，舌淡苔薄，脉沉弱；或见喘咳，面红烦躁，口咽干燥，足冷，汗出如油，舌红少津，脉细。

治法：补肾纳气。

方药：金匮肾气丸加减。桂枝 12g，附子 12g，熟地黄 24g，山药 12g，山萸肉 12g，牡丹皮 9g，茯苓 9g，泽泻 9g，人参 10g，蛤蚧 1 对，当归 10g。

加减：肾阴虚者，以七味都气丸合生脉散加减以滋阴纳气；血瘀者，加桃仁、红花以活血化瘀。

二、针灸治疗

1. 体针

主穴：肺俞、中府、太渊、定喘、膻中。

配穴：实证配尺泽、鱼际；虚证配膏肓、肾俞；喘甚配天突、孔最；痰多配中脘、丰隆。

操作：毫针常规刺，可加灸。发作期每日治疗 1 ～ 2 次，缓解期每日或隔日治疗 1 次。

2. 拔火罐法

取肺俞、中府、大椎、定喘、膏肓、肾俞、膻中，常规拔罐。

3. 耳针法

取对耳尖、肾上腺、气管、肺、皮质下、交感。每次选用 3 ～ 5 穴，毫针刺法。发作期每日 1 ～ 2 次；缓解期用弱刺激，每周 2 次。

【名中医经验荟萃】

赵淳教授治疗呼吸衰竭经验

赵淳教授对呼吸衰竭辨证辨病分型，分别为痰热郁肺、肺肾气虚证，痰瘀互结证，脾肾阳虚、水气凌心证（心力衰竭），痰浊闭窍证，肝风内动证，热瘀伤络证，脱证等。采取相应的治法和方药，例如，对痰热郁肺、肺肾气虚证治以清肺化痰平喘。自拟方：茯苓 15g，京半夏 15g，化橘红 12g，炙款冬花 15g，金银花 15g，金荞麦 15g，黄芩 15g，鱼腥草 30g（后下），前胡 10g，桔梗 10g，浙贝母 10g（捣），芦根 20g，太子参 20g，丹参 15g，红花 6g，甘草 6g。气虚血瘀重者同时静脉注射参麦注射液、丹参注射液；对痰瘀互结证治以化痰逐瘀，予小陷胸汤合血府逐瘀汤加减；对脾肾阳虚、水气凌心证治以益气温阳、活血利水，予自拟强心汤治疗。病情重者可同时静脉注射参附注射液、参麦注射液、丹红注射液或血必净注射液。

中西医结合诊治经验：由于呼吸衰竭病情危重，复杂多变，预后较差，故赵淳教授强调须中西医结合积极救治。要综合运用如积极控制呼吸道感染，改善呼吸功能、防治呼吸衰竭和心力衰竭，改善微循环与血液流态，防治并发症，防治呼吸肌疲劳，维持内环境稳定，营养支持，调节免疫功能等方法。与中医的清热解毒、豁痰平喘、活血化瘀、益气养阴、温阳利水、醒脑开窍、平肝息风等治法有机结合，才能提高抢救成功率。

赵淳教授认为呼吸衰竭病情危重而复杂，救治时应从中医学"治未病"思想及"整体观念"出发，谨守病机，机圆法活，三因制宜，辨证论治应与循证医学紧密结合，制定中西医结合个性化的优化诊治方案，以达到提高临床疗效的目的。呼吸衰竭是本虚标实之证，以肺、心、脾、肾等脏器虚损为本，痰、瘀、湿是其标，痰、瘀是贯穿病程始终的病理因素，且随病程延长而加重。在急性期常因复感外邪而诱发呼吸道感染，加重病情，导致肺、心功能衰竭，此期多见热痰郁肺证或痰瘀互结证。辨证以呼吸衰竭、心力衰竭为常见证型；把神昏、厥脱等作为重要兼证及危重变证，随证施治，将中医开宣、祛邪、化痰、利水、行瘀、开窍、扶正等治法与西医综合治疗紧密结合起来，抓紧祛邪解毒、注重泄浊化痰、及早醒脑开窍、适度化瘀利水、及时扶持正气，重点把握这五个方面，把相应治法和方药落到实处。

赵淳教授指出针对严重细菌感染某一发病环节的单靶点治疗，难以取得满意疗效，国内研究证实现代中药制剂如血必净注射液、痰热清注射液、参麦（生脉）注射液、参附注射液、醒脑注射液等具有清除内毒素、多靶点拮抗多种炎性介质，促进 SIRS/CARS 恢复平衡、修复血管内皮损伤、纠正微循环及凝血障碍、改善免疫功能、全面保护重要器官功能等多种药理作用，体现出独特的多系统、多环节、整体调节的特点，可有效截断或控制严重细菌感染发展恶化的多个病理环节，显著降低病死率。呼吸衰竭的患者临床常见腹胀、大便秘结、口干、小便黄、苔黄燥或黄腻等症，此为腑气不通所致。在临床上常使用承气汤随症加减，或内服，或灌肠，或二者兼施，或配合院内制剂"如意散"外敷神阙穴以通腑泄热治疗。腑气通，肺气得以肃降，则喘促可平。

第三章　急性呼吸窘迫综合征

【概述】

急性呼吸窘迫综合征（ARDS）是多种急性、危重疾病过程中迅速发展的渗透性肺水肿和急性进行性缺氧性呼吸衰竭。ARDS 是全身炎症反应（SIRS）在肺部的表现，是全身炎症反应导致的多系统器官功能不全（MMODS）的一个组成部分，临床以呼吸频数窘迫、顽固性低氧血症、一般氧疗不能缓解为特点，病情及预后凶险，死亡率较高。

急性呼吸窘迫综合征的预后十分严重，病死率高达 50% ~ 60%，至今尚无特异的疗法，只能进行针对性或支持性治疗，积极治疗原发病，改善通气和组织缺氧，防止进一步的肺损伤和肺水肿，为治疗的主要原则。临床工作中，中西医结合治疗，可防止并发症，降低病死率。

近年来的一些研究显示，ARDS 的发病率较 10 年前增高，尤其是老年人，从年龄低于 30 岁的每 10 万居民 4.3 例，到 75 岁以上的每 10 万居民 74 例的发病率，且病死率也在升高。老年 ARDS 临床表现也具有特殊性，由于呼吸肌力下降、反应迟钝等原因，呼吸窘迫的表现往往不典型，有时仅有呼吸浅快而缺乏鼻翼扇动、三凹征、大呼吸等表现，又或者以非特异性临床表现为主。老年人往往存在冠心病、高血压、慢性阻塞性肺疾病（COPD）、脑血管病等多种基础疾病，免疫功能降低，对应激的抵御能力差。在患 ARDS 时易并发水电解质和酸碱平衡失调、心肾功能不全、血栓和栓塞、应激性溃疡等并发症。

本病属中医学"暴喘"范畴，是指肺气壅闭而引起猝发的呼吸急促和窘迫。病位在肺，与心、肾、大肠相关。病性以邪实壅肺为主，亦有肺气衰败之虚证。

【病因病机】

本病的发生可由多种原因引起。感受温热、疫疬，热邪伤肺，肺气受损，肺气上逆而成暴喘；疔疽痈疮诸病，可因热毒炽盛，疔毒内陷发生疔疮走黄而发暴喘；跌仆外伤，重者损及五脏六腑，引起气机逆乱，升降失常，水湿停聚于肺，而生暴喘；厥脱重症，脏腑真气受伤，五脏俱损，造成肾失纳气之职，脾失生气之能，心失统运气血之功，终使肺无肃降之力，逆气乱胸，宗气外泻而成暴喘。其他如产褥伤，大面积烧伤，秽毒气体（烟雾、光气）直接吸入肺中，大手术后大量输血，长期高浓度吸氧，胸部放射性治疗等都可引起暴喘。

【西医诊断标准】

目前以 2012 年发表的 ARDS 柏林定义进行诊断：①具有高危因素，在 1 周内起病，或新发或恶化的呼吸症状。②双肺模糊影不能完全由积液、肺叶塌陷或结节解释。③关于肺水肿的起源，不能完全由心力衰竭或容量负荷过重解释的呼吸衰竭。④氧合指数：轻度为 $201mmHg < PaO_2/FiO_2 \leq 300mmHg$，且呼气末正压（PEEP）或持续气道正压（CPAP）$\geq 5cm\ H_2O$；中度为 $100mmHg < PaO_2/FiO_2 \leq 200mmHg$，且 $PEEP \geq 5cm\ H_2O$；重度为 $PaO_2/FiO_2 \leq 100mmHg$，且 $PEEP \geq 5cm\ H_2O$。

同时符合以上 4 个条件即可诊断。

【急救措施】

一、针刺

肺俞、定喘、中府、太渊、膻中、天突、孔最。实证配尺泽、鱼际；虚证配膏肓、肾俞；痰多配中脘、丰隆。

二、注射液

痰热者可用痰热清注射液、炎琥宁注射液；血瘀可用红花注射液、丹参注射液、血必净注射液；肺肾两虚可用生脉注射液、参附注射液。

三、西医治疗

ARDS 目前无特效治疗方法，主要以支持疗法为主，以维持必要的氧合功能，保证足够的心排血量，维持脑、肾、肝等重要脏器的功能，避免多器官功能衰竭的发生。并积极治疗原发病，控制感染。

1. 治疗原发病

积极抗感染，纠正休克，维持水、电解质、酸碱平衡，及时手术清创等针对原发病的治疗是防治 ARDS 的必要措施。

2. 呼吸支持

（1）保持气道通畅：必要时建立通畅的人工气道，进行气管插管或气管切开。若患者处于昏迷状态，取仰卧位，头后仰，托起下颌并将口打开。若气道开放的患者，需注意气道湿化，避免痰痂形成，阻塞气道。

（2）常规氧疗：尽快给予氧气吸入，使动脉氧分压达到 60 ～ 80mmHg。但常规的氧疗很难纠正缺氧和改善患者呼吸窘迫的状况，机械通气仍然是最主要的呼吸支持手段。

如 ARDS 患者神志清楚、血流动力学稳定，在严密监测和随时可行气管插管的情况下，可尝试使用无创机械通气辅助呼吸，若低氧血症和生命体征得到改善，则可继续使用，否则应及时插管，改为有创通气。

根据 ARDS 肺水肿、肺泡顺应性降低、肺容量显著减小、肺泡表面透明膜形成的病理生理特点，应用机械通气应常用低潮气量高频率通气、使用最佳 PEEP、允许性高碳酸血症等策略。容量控制通气可控制患者的潮气量，能减少过度充气所致的肺损伤。压力控制能限制气道压力，进而减少高气道压力带来的肺损伤。临床上可根据患者基础疾病及病理生理特点选用通气模式，调整呼吸参数。呼吸参数宜小潮气量（VT）：6～8mL/kg；限制平台压＜30cm H_2O。其中限制气道平台压比限制潮气量更为重要。

ARDS 患者大量肺泡萎陷，应用适宜水平的呼气末正压通气（PEEP）可以避免这些肺泡再萎陷。常用的 PEEP 水平在 5～15cm H_2O。在治疗有条件的情况下，可根据静态压力 – 容积曲线低位转折点压力加 2cm H_2O 来确定 PEEP，也可以用递增法来确定最佳 PEEP。

在治疗过程中还可以采取肺复张的方法来复张萎陷的肺泡，可有效改善低氧血症。现在常用的方法包括控制性肺膨胀、PEEP 递增法和压力控制法。

3. 体液控制

输入液体不当，液体可继续渗漏入肺间质而使肺水肿加重，故应严格观察液体的出入量，使之控制在合理范围内，以使肺血管内液体量尽可能最小，但同时需保证足够的左心室充盈以维持心排血量。有条件的医疗单位可用漂浮导管取得必要的血流动力参数以指导治疗。通常应该保证中心静脉压达到 8cm H_2O，中心静脉氧饱和度≥70%，平均动脉压≥65mmHg。有低蛋白血症的 ARDS 患者，补充白蛋白等胶体溶液的同时应联合应用速尿，有助于实现液体负平衡，并改善氧合。

4. 其他药物治疗

经过多中心治疗观察对大剂量皮质激素治疗基本持否定态度，认为弊大于利，应在有适应证的情况下再使用，皮质激素对 ARDS 本身并无肯定的治疗效果；在病程后期（发病 7～14 天），可应用小剂量激素治疗肺纤维化。

5. 营养支持

ARDS 处于高代谢状态，早期予低热量支持，即能量在 20～25kcal/（kg·d）；在病情稳定后能量要适当增加至 25～35kcal/（kg·d）；营养底物应包括糖、脂肪、氨基酸、维生素和微量元素。

【中医临床证治】

一、辨证论治

（一）辨证要点

中医学认为 ARDS 是肺脏受损，肺气虚弱，血脉瘀滞，水壅于肺，宣降失职，腑气不通，而发为暴喘。多因邪实壅肺，以呼吸窘迫为主要证候。如外感风热或风寒之邪，未能及时表散，邪蕴于肺，壅阻肺气，肺气不得宣发肃降，上逆作喘；肺气受阻，气津失布，津凝痰生，阻遏气道，气机不利，肃降失常，发为喘促；肺主行气，气行则血行，肺脏受损，肺气虚弱，则血脉瘀滞；肺与大肠相表里，肺之宣降失司，腑气不通，反致肺气不能肃降，发为气喘；肺主通调水道，同样依赖肺之宣发肃降，失于肃降，水液不得通调，水壅于肺，发为暴喘。凡因外邪、痰浊、血瘀、水滞等致邪壅肺气，宣降不利而喘者均属实证，邪实壅肺，故见呼吸窘迫。

中医学认为 ARDS 的治疗，须宣肺理气，降逆平喘，恢复肺主气之功能，以实者泻之、留者攻之为治则，以益气活血、清热解毒、宣肺平喘、通腑泻肺为治法。

（二）分证论治

1. 气分热盛证

证候：喘促气急，甚则鼻翼扇动，摇身撷肚，身壮热，汗出，口渴，烦躁，或伴咳嗽，痰黄稠难咳，舌质红，苔薄黄而干，脉洪数。

治法：清气分热，宣肺平喘。

方药：白虎汤。石膏 30g，知母 15g，粳米 15g，甘草 10g。

加减：气分实热加金银花、连翘、大青叶、板蓝根；伴呕吐者加竹茹、生姜；热盛动风，加羚羊角、钩藤、地龙；痰多黏稠加贝母、芦根、薏苡仁、冬瓜仁；烦渴欲饮加南沙参、麦冬、天花粉、石斛。

2. 阳明腑实证

证候：喘息抬肩，喘不能卧，胸腹胀满，大便秘结，身热面赤，口干口苦，尿少色赤，甚或谵语，循衣摸床，舌苔焦黄起刺或焦黑燥裂，脉沉实而数。

治法：通腑泄热，清肺平喘。

方药：大承气汤。大黄30g，厚朴15g，枳实15g，芒硝20g。

加减：气滞者加郁金、香附、乌药、沉香、槟榔；津液已伤加生地黄、玄参、麦冬；血瘀者加桃仁、红花、赤芍等。

3. 热入营血证

证候：喘促气急，气粗息高，痈疡疔疮之肿势向周围扩散，高热不退，头痛，心烦急躁，呕恶，肢体拘急，继则喘促加重，神昏谵语，抽搐痉厥，皮肤发斑，舌质红绛，舌苔黄糙垢腻，脉洪数。

治法：清营解毒，凉血护心平喘。

方药：清营汤。水牛角60g，生地黄15g，玄参15g，竹叶心15g，麦冬15g，丹参15g，黄连10g，金银花15g，连翘15g。

加减：舌干较甚者去黄连；神昏者可送服安宫牛黄丸或至宝丹，见抽搐者，可配用紫雪丹，或加羚羊角、钩藤、地龙；痰黄难咳加川贝母、竹沥、天竺黄；热重者加石膏、知母、大青叶、板蓝根。

4. 水饮射肺证

证候：常见于严重外伤，以胸部遭受撞击、挤压等损伤后，出现喘促气逆，胸高息粗，鼻翼扇动，咳嗽，咳白黏痰，胸闷，呕恶，舌苔白腻，脉弦滑。

治法：宣肺渗湿，活血化瘀。

方药：宣肺渗湿汤。杏仁10g，桂枝12g，葶苈子15g，赤芍15g，桑白皮15g，丹参15g，当归15g，郁金15g，黄芪45g，血竭15g。

加减：痰涌气逆加苏子、青皮、橘皮等利气化痰；痰稠难咳加猪牙皂、白芥子豁痰平喘。

5. 痰瘀阻肺证

证候：呼吸急促，喉间痰鸣，痰黏难咳，唇周、指甲及舌色青紫，苔白或黄腻，脉涩或滑数。

治法：豁痰逐瘀。

方药：桃核承气汤合菖蒲郁金汤。桃仁 15g，大黄 30g，桂枝 12g，芒硝 30g，甘草 10g，石菖蒲 15g，郁金 15g，栀子 12g，连翘 15g，菊花 15g，滑石 15g，竹叶 15g，牡丹皮 15g，牛蒡子 15g，竹沥 15g，姜汁 15g。

加减：痰多喘促者加三子养亲汤化痰下气平喘；腑气不利，大便不畅者加厚朴以通腑除壅；血瘀较重者加赤芍、红花、当归、丹参等活血化瘀。

6. 心肾阳衰证

证候：喘逆俱甚，鼻翼扇动，张口抬肩，或有痰鸣，心慌悸动，烦躁不安，汗出如珠，肢冷，舌淡胖，脉浮大无根或模糊不清。

治法：回阳固脱。

方药：参附汤送服黑锡丹。人参 30g，炮附子 30g（先煎）。

加减：心阳被遏，瘀血内阻，宜重用附子，再加桂枝、炙甘草、丹参以温阳化瘀；喘促、汗出宜重用人参，加蛤蚧、五味子、山萸肉、牡蛎、龙骨以防喘脱。

7. 肺气欲绝证

证候：喘促，呼多吸少，短气乏力，咳声低微，自汗盗汗，面色苍白，舌淡，脉细弱或微。

治法：益气救肺。

方药：参归鹿茸汤。人参 30g，当归 15g，黄芪 50g，炙甘草 10g，鹿茸 15g，龙眼肉 15g，生姜 15g。

加减：痰黏难出加川贝母、瓜蒌润肺化痰；颜面唇甲紫暗加桃仁、红花、川芎活血化瘀。

二、针灸治疗

1. 体针

主穴：肺俞、列缺、合谷、肺俞、中府、太渊、三阴交、定喘、膻中、天突。

配穴：气分热盛配大椎、尺泽、曲池、鱼际；痰湿蕴肺配丰隆；心肾阳衰配肾俞、关元、气海；肺阴亏耗配膏肓；阳明腑实加中脘、胃俞、大肠俞、足三里；痰中带血配孔最。

操作：毫针常规刺，可加灸。用平补平泻法或补法，每日或隔日治疗 1 次。

2. 拔火罐法

取肺俞、风门、大椎、膻中、中府，常规拔罐。

3. 耳针法

取肺、脾、肝、肾、气管、三焦、神门，每次选用 2 ～ 3 穴，毫针刺法，或压丸法。

【名中医经验荟萃】

云南名医陈乔林教授认为肺损治节无能，影响全身气机升降出入是本病的主要病机。肺在人体中处于重要的地位，"相傅之官，治节出焉"。其重要性体现在气机升降出入、气血流通诸方面的全局性影响力。肺主皮毛，关乎气门（玄府）的散气作用，这与肺主宣发的功能密切相关；肺又居最高位，为华盖，一则"上焦开发，宣五谷味，熏肤，充身，泽毛，若雾露之溉"，滋润全身上下内外；肺又与大气接触，呼浊吸清，有吐故纳新之责，无论外邪从口鼻或从皮毛而入，都首先犯肺，而后波及他脏。

在临床上，ARDS 是最能体现肺在气机升降出入中重要性的病种，患者普遍存在喘促息粗，便结腹满等症，在 ARDS 早期，多表现为热毒壅肺、水滞肺络，以致肺阻腑结。此与进行性缺氧，肺微循环及通气功能障碍所致肺膨胀受限、肠麻痹有关，应着重泻肺通腑，清热解毒，活血行瘀。常用俞根初《通俗伤寒论》中的加味凉膈煎加减治疗，药用醋甘遂、葶苈子、杏仁、瓜蒌、黄连、大黄、芒硝、金荞麦、赤芍、桃仁、白芥子等。

陈乔林教授指出治疗 ARDS 当清肃肺气，谨防逆传。人身之气禀命于肺，肺气清肃则周身之气莫不服从而顺行，肺气壅浊则周身之气易致横逆而犯上，所以及时宣散清除肺之壅浊，是保证肺气清虚，肺体柔润，宣肃治节自如的关键。叶天士《温热论》开宗明义，言："温邪上受，首先犯肺，逆传心包，肺主气属卫，心主血属营。"王孟英释义："温邪从上受，病在卫分，得从外解，则不传矣……不从外解，必致里结，是由上焦气分以及中下焦者为顺传，唯包络上居膻中，邪不外解，又不下行，而袭于人，是以内陷营分者为逆传也。"紧接上文，叶天士又论："前言辛凉散风，甘淡驱湿，若病仍不解，是渐次入营也，营分受热，则血液受劫，心神不安，夜甚不寐，成斑点隐隐。"由此可知力求从肺卫宣散温邪，使邪不内侵。邪毒以下行为顺，肺与大肠相表里，二者是最易被温邪激惹的脏腑。《素问·五脏生成》说："咳嗽上气，厥在胸中，过在手阳明、太阴。"《素问·刺热》言："肺热病者，先淅然厥，起毫毛，恶风寒，舌上黄，身热。"由于手太阴肺经"起于中焦，下络大肠，还循胃口，上膈属肺"（《灵枢·经脉》），所以胃热上冲，便有"舌上黄，身热"的症状，提示肺热已顺传于胃，当肺胃同治，适时清下，以利肺热之势从大肠而出，否则肺热甚，必致热入营分。清宣肺热如麻杏石甘汤，清肺涤痰如千金苇茎汤加金荞麦、鱼腥草等，肺胃热炽如白虎汤加芦根、花粉等，痰热壅肺、腑实热结如宣白承气汤，痰热结胸、腑实热结如陷胸承气汤等，都是清肺和肺胃同治的代表方剂，是顺势而治，从气分驱邪于外，防止逆传入营。入营血液受劫，斑点隐隐，无疑是 ARDS 发展到多器官功能障碍综合征（MODS）的表现，已见严重凝血障碍，凝血系统激活和炎症反应相互影响。急当清营凉血，如心神不安致谵语或昏睡，则已有大脑衰竭征象，急需清心开窍。抢先救治之机，可在肺热壅盛之际，一见舌质红色加深或有梦呓，结合血液检查发现凝血功能障碍，即可在清肺涤痰方中加入清营凉血之品，清气与凉营并施，不必待邪深入营分才予清营。

第四章　慢性阻塞性肺疾病急性加重期

【概述】

慢性阻塞性肺疾病（chronic obstructive pulmonary disease，COPD）是一组以气流受限为特征的肺部疾病，表现为不完全可逆的气流受限，反复出现咳嗽、咳痰、气喘，通常呈进行性发展。如短期内症状突然加重，超出日常变化，称为慢性阻塞性肺疾病急性加重期（AECOPD）。

COPD 是一种严重危害人类健康的常见病和多发病，其患病率和病死率均居高不下，据最新统计显示，我国 40 岁以上人群患病率为 14%，60 岁以上患病率达 27%。2013 年我国 COPD 总死亡人数约为 91 万，居全国单病种致死率第 3 位。COPD 患者每年约发生 0.5 ～ 3.5 次的急性加重，而 AECOPD 既是 COPD 患者死亡的重要原因，又是医疗费用的主要支出部分。如 2006 年美国 AECOPD 每人平均住院费用高达 9545 美元，我国 AECOPD 住院患者每人每次平均住院费用高达 11598 元人民币，给社会和家庭造成巨大的经济负担。据估计，至 2030 年 COPD 将成为世界范围内排在第 3 位的致死因素，致死人数或将超过 450 万，将会为社会、国家造成巨大的经济压力。

本病属于中医学"肺胀""咳嗽""喘证"范畴。

【病因病机】

本病的发生多因久病肺虚，痰瘀潴留，每因反复感受外邪而使病情急性发作或加剧。病变首先在肺，继而影响脾、肾，后期可病及于心。其主要的病理因素为痰浊水饮与瘀血互为影响，兼见同病。多属本虚标实之证。

1. 久病肺虚

长期慢性肺系疾病，如内伤久咳、久喘、久哮、肺痨等迁延失治，痰浊潴留，伏着于肺，肺气壅滞不畅，久则气还肺间，肺气胀满不能敛降，而成肺胀。

2. 感受外邪

肺虚则卫外不固，六淫之邪每易反复侵袭，可诱使本病发作，病情日渐加重。

3. 痰瘀互结

病程日久则肺体损伤，内有郁结之痰，再复感外邪，使肺气郁闭，血行无力，积而为瘀，致使痰瘀互结于肺，滞留于心，而成肺胀。

【西医诊断标准或分类标准】

在 COPD 病程中，符合下述两条之一即可诊断。

1. 患者出现气促加重，常伴有喘息、胸闷、咳嗽加剧、痰量增加、痰液颜色和（或）黏稠度发生改变及发热等表现。

2. 有病原学改变的实验室证据，或胸部影像学检查显示与入院前比较有明显改变或出现新病变。

【急救措施】

一、针灸

针刺定喘、丰隆、天突、尺泽、列缺、太渊、肺俞等穴。

二、雾化吸入

有严重喘息症状者可予较大剂量的支气管舒张药雾化吸入治疗，如沙丁胺醇和（或）特布他林雾化吸入，也可定量吸入。

三、注射液

对痰热郁肺者，可配合炎琥宁注射液、痰热清注射液等中药注射剂，感染严重者可用血必净注射液。

四、西医治疗

1. 去除诱因，治疗原发病

COPD 急性加重原因大多为细菌或病毒感染，如患者咳嗽增加，痰量增多，呼吸困难加重或需要机械通气时，应给予抗感染治疗，可先根据临床经验用药，后期如痰培养能培养出致病菌，可根据药敏结果调整抗菌药。

2. 吸氧

持续低流量吸氧，避免吸入大流量高浓度的氧气，而引起二氧化碳潴留。

3. 支气管扩张药物

包括短期使用暂时缓解临床症状及长期规律使用以减轻症状。

（1）β_2 肾上腺素受体激动剂：主要有沙丁胺醇、特布他林、沙美特罗、福莫特罗等。

（2）抗胆碱能药：主要有异丙托溴胺气雾剂、噻托溴胺等。

（3）茶碱类：主要有氨茶碱注射液及口服药。

（4）糖皮质激素：对 COPD 反复急性加重的患者，有研究显示长期吸入糖皮质激素与 β_2 肾上腺素受体激动剂联合制剂，可减少急性加重发作的频率，增加运动耐量，提高患者生活质量，甚至改善患者肺功能。临床常用的有沙美特罗＋氟替卡松、福莫特罗＋布地奈德。对住院治疗的急性加重期患者，可静脉注射甲泼尼龙 40～80mg，每日 1 次，连续使用 3～5 天，改为甲泼尼龙片或泼尼松龙片口服 3～5 天。

（5）祛痰药：对痰难咳者，可酌情应用溴己新或盐酸氨溴索等。

4. 无创呼吸机

有研究认为，早期应用无创呼吸机治疗能改善 AECOPD 的临床症状、呼吸力学及心肺功能指标，且相比有创呼吸机创伤小、并发症少，使用指征广，患者的接受程度较高。

5. 对症支持治疗

对其他临床伴随症状进行对症治疗，如有电解质紊乱的患者，要纠正电解质紊乱，对有水肿的患者，给予利尿剂治疗等。

6. 并发症处理

（1）慢性呼吸衰竭：常在 COPD 急性加重时发生，其临床症状明显加重，出现呼吸困难，表现为呼吸费力伴呼气延长，严重时发展为浅快呼吸，发生低氧血症和（或）高碳酸血症，可有缺氧及二氧化碳潴留的临床表现。治疗除恰当的氧疗、无创机械通气、抗感染、纠正酸碱平衡失调外，必要时可服用呼吸兴奋剂阿米三嗪以兴奋呼吸中枢，增加通气量。

（2）慢性肺源性心脏病：长期反复发作的慢性阻塞性疾病，可累及邻近肺小动脉，引起肺血管炎、管腔狭窄或纤维化，甚至完全闭塞，发展成肺动脉高压，肺动脉压持续升高，超过了右心室的代偿能力，右心失代偿，排血量下降，右心室收缩末期残余血量增加，导致右心室扩大和右心室功能衰竭。治疗应积极控制感染，通畅呼吸道，改善通气功能，纠正缺氧和二氧化碳潴留，控制呼吸衰竭及心力衰竭。

（3）自发性气胸：COPD 患者的呼吸困难多为长期慢性进行性加重，如 COPD 患者突发严重呼吸困难、冷汗、烦躁，使用支气管扩张剂、抗感染等治疗后效果不佳，且症状加剧，应考虑并发气胸的可能。治疗方法有保守治疗、胸腔减压、经胸腔镜手术或开胸手术等，应根据气胸的类型、肺压缩程度、病情状态等来选择。

【中医临床证治】

一、辨证论治

（一）辨证要点

1. 辨标本虚实

肺胀总属本虚标实，但有偏实偏虚的不同。一般感邪发作时偏于标实，平时偏于本虚。标实为痰浊、瘀血，早期以痰浊为主，渐而痰瘀并重，可兼见气滞、水饮错杂为患。后期痰瘀壅盛，正气虚衰，本虚与标实并重。急性发作期多从治痰、治瘀、治气三方面入手。

2. 辨脏腑阴阳

肺胀的早期以气虚或气阴两虚为主，病位在肺、脾、肾，后期气虚及阳，以肺、肾、心为主，或阴阳两虚。

（二）分证论治

1. 痰浊壅肺证

证候：咳嗽反复发作，咳声重浊，痰多，色白质黏腻或呈泡沫状，气短喘息，怕风易汗，脘痞纳少，倦怠乏力，大便时溏，舌质偏淡，苔白腻，脉濡滑。

治法：化痰降气，健脾益肺。

方药：苏子降气汤合三子养亲汤加减。紫苏子 15g，半夏 15g，前胡 10g，厚朴 15g，陈皮 15g，当归 15g，肉桂 5g，生姜 10g，莱菔子 15g，白芥子 15g，大枣 10g。

加减：痰多胸满不能平卧者加葶苈子泻肺祛痰；脾虚湿盛者加茯苓、白术等以健脾燥湿化痰；肺脾气虚，出汗、气短、乏力者，加党参、黄芪、白术等以健脾益气，补肺固表；如痰从寒化为饮，再加外感风寒而诱发，出现咳喘明显，痰多呈白色泡沫状，见表寒里饮证者，加麻黄、桂枝、细辛、干姜等散寒化饮；如郁而化热，烦躁而喘，可再加石膏。

2. 痰热郁肺证

证候：咳嗽，喘息气粗，烦躁，胸满，痰多色黄，黏稠难咯，或有腥味，汗出不多，小便黄，大便干，口渴，舌质红，舌苔黄或黄腻，边尖红，脉滑数。

治法：清肺化痰，降逆平喘。

方药：桑白皮汤加减。桑白皮 15g，半夏 15g，紫苏子 15g，浙贝母 15g，陈皮 15g，杏仁 10g，栀子 10g，黄芩 10g，黄连 10g。

加减：痰热壅结，大便秘结，腹部胀满者，加大黄通腑泄热以降肺气；痰热内盛，痰不易咯出者，加鱼腥草、炒黄芩、瓜蒌皮等以清热化痰利肺；痰热伤津，口舌干燥，加天花粉、知母、麦冬以生津润燥；喉中痰鸣，喘息难以平卧者,加射干、葶苈子泻肺平喘。

3. 痰蒙神窍证

证候:意识模糊,神志恍惚,谵妄,躁烦不安,撮空理线,表情淡漠,嗜睡,昏迷,或肢体眴动,抽搐,或伴痰鸣,咳逆喘促,咯痰不爽,苔白腻或淡黄腻,舌质暗红或淡紫,脉细滑数。

治法:涤痰开窍息风。

方药:涤痰汤加减,另服至宝丹或安宫牛黄丸以清心开窍。瓜蒌15g,胆南星10g,法半夏15g,橘红15g,茯苓30g,枳实15g,黄芩10g,黄连5g,石菖蒲15g,竹茹10g,人参15g,生姜10g,甘草10g。

加减:若痰热内盛,见身热,烦躁,谵语,神昏,舌红苔黄者,加桑白皮、葶苈子、天竺黄、竹沥以清热化痰;肝风内动,抽搐加钩藤、全蝎、羚羊角粉凉肝息风;热结大肠,腑气不通者,用增液承气汤加减;瘀血明显,唇甲紫绀者,加桃仁、红花、水蛭以活血通脉;如热伤血络,见皮肤黏膜出血、咳血、便血色鲜红者,加生地黄、牡丹皮、紫草、生大黄等以清热凉血止血。

4. 痰瘀阻肺证

证候:咳嗽痰多,色白或呈泡沫痰,喉间痰鸣,喘息不能平卧,胸部胀满,憋闷,面色灰白而暗,唇甲紫绀,舌质暗或暗紫,舌下静脉迂曲,苔腻,脉弦滑。

治法:涤痰祛瘀,泻肺平喘。

方药:葶苈大枣泻肺汤加减。葶苈子15g,大枣10g,麻黄10g,桑白皮15g,紫苑15g,款冬花15g,百部15g,瓜蒌皮15g,丹参30g,川芎15g,甘草10g。

加减:痰湿重者,加桂枝、茯苓,温阳化气,化痰除湿,血脉瘀滞者,加牡丹皮、桃仁、赤芍通血脉,化瘀滞;腑气不利,大便不畅者,加大黄、厚朴以通腑除壅。喘息明显者,还可加三子养亲汤化痰下气平喘。

5. 阳虚水泛证

证候:颜面虚浮,下肢水肿,甚则全身水肿,腹部胀满,心悸,咳喘不能平卧,咳痰清稀,脘腹痞闷,纳差,尿少,怕冷,面唇青紫,舌淡胖质暗,苔白滑，脉沉细。

治法：温肾健脾，化饮利水。

方药：真武汤合五苓散加减。制附子30g（先煎），茯苓30g，桂枝15g，白术15g，生姜10g，泽泻15g，猪苓15g，车前子30g，通草10g，桑白皮15g，冬瓜皮30g。

加减：血瘀较重者，加红花、五加皮、益母草等，以化瘀行水；水肿明显者，加沉香、牵牛子、万年青根等行气逐水。

6. 肺肾气虚证

证候：咳嗽，痰白如沫，咳吐不利，咳声低怯，呼吸浅短难续，甚则张口抬肩，倚息不能平卧，胸闷气短，心悸，汗出，舌淡或暗紫，脉沉细数无力或结代。

治法：补肺纳肾，降气平喘。

方药：补肺汤合参蛤散。人参10g，黄芪30g，熟地黄30g，五味子10g，紫苑15g，桑白皮15g。

加减：肺虚有寒，怕冷者，加肉桂、干姜、细辛、桂枝等温阳散寒；兼有阴伤，低热，舌红少苔者，加麦冬、玉竹、生地黄、知母养阴清热；气虚瘀阻者，加当归、丹参、苏木等活血通脉；面色苍白，冷汗淋漓，四肢厥冷，脉微欲绝者，急加参附汤回阳固脱。

二、针灸治疗

可选定喘、肺俞、大椎、丰隆、天突、尺泽、列缺、太渊、中府、合谷等穴。随症选加配穴，风盛挛急证，加风门、外关；风痰袭窍证，加迎香、廉泉；胃气上逆证，加中脘、内关；肝火犯肺证，加行间、鱼际；痰浊壅肺证，加迎香、中脘；肺卫气虚证，加足三里。实证用泻法，虚证用平补平泻法。

【名中医经验荟萃】

一、詹文涛教授治疗肺胀的经验

詹文涛教授是第二批全国老中医药专家学术经验继承工作指导老师，首批云南省中医药师带徒工作指导老师。提出了科学系统的中医临床辨证论治思维方法和中西医结合诊疗思路，有独到的中医诊治急危重症的理论和方法。

詹文涛教授认为肺胀的中医病因病机虽然复杂，但本虚标实、虚实夹杂是本病的根本，也是临床的基本特征。肺胀的病理演变过程先是因实（外邪）致虚（脏腑虚损），后又因虚致实（内生痰瘀、水饮等邪实），形成虚虚实实的恶性因果循环，使病情日趋严重，出现危急重症，难以治愈。

在治疗上，詹文涛教授强调不论在急性发作期，还是在缓解期，都要求固本扶正，只有提高机体免疫力才能抵抗邪实的侵袭。在扶正方面詹文涛教授善用黄芪生脉饮，药用黄芪 30g，太子参 30，麦冬 15g，五味子 10g，以益气养阴，补肺纳肾，对心肺气虚明显、心功能差者可加西洋参、太子参和北沙参，以加强扶助心肺之功效。在祛邪方面，对痰热壅肺者，詹文涛教授则用苇茎三子汤加减，药用芦根 30g，桃仁 12g，冬瓜仁 30g，薏苡仁 30g，牛蒡子 15g，苏子 15g，葶苈子 15g。芦根清热泻肺；冬瓜仁清肺化痰；薏苡仁健脾利湿；牛蒡子清热豁痰，软坚散结；苏子降气平喘；葶苈子泻肺豁痰，强心利水。在伴有感染的情况下，可加蒲公英、鱼腥草、忍冬藤、金银花、紫花地丁等，必要时加白花蛇舌草以清热解毒。此外，詹文涛教授也常用黄芩、地骨皮、桑白皮以增强清热解毒之功效。在治疗中詹文涛教授不主张轻易使用止咳药，他认为老年肺胀咳喘乃源于虚，排痰困难，若用止咳药，痰涎更难以排出，易加重感染，加重病情，故治疗多从化痰、豁痰着手，用川贝母、浙贝母或全瓜蒌等以清热豁痰，以达"制源流畅"之效。针对伴有下肢水肿、心力衰竭的患者，詹文涛教授常用葶苈子、车前子、益母草、白茅根强心利尿，为增强利水作用，有时也重用泽泻、白术、茯苓等药物。对于腹胀水肿者，用五苓散、五皮饮加车前子、益母草、白茅根治疗。对于心脉不畅、瘀血阻滞者，则加丹参、赤芍、桃仁、川芎、莪术等活血化瘀之品。对肺性脑病出现神昏者，则重用黄芪、太子参，同时加升麻、葛根、川芎、郁金、石菖蒲、天竺黄等，以益气升阳，醒神开窍。临床上达到了满意的疗效。

二、陆家龙教授治疗肺胀的经验

陆家龙教授系著名老中医陆巨卿之子和学术继承人，首批云南省老中医药专家学术经验继承工作指导老师。陆家龙教授具有扎实的西医理论基础及丰富的临床经验，继承家学，又系统学习中医理论，对《伤寒杂病论》《脾胃论》《温病条辨》等中医经典均有深入研究。擅长中西医结合诊治呼吸系统疾病、心脑血管疾病及内分泌系统疾病。

陆家龙教授认为肺胀属本虚标实之证，其标多为痰热壅肺，或寒饮伏肺，其本多为肺脾两虚，或肺、脾、肾三脏俱虚，与肺、脾、肾、心等脏有关。正虚为根本，常因不慎外感，引动宿邪而发病。另外，久病者常有瘀滞，瘀血既是本病发展过程中的病理产物，又为加重病情、使疾病迁延不愈的因素。若发展为肺性脑病，则有痰湿蒙闭心窍、肝风内动之虑。故治疗本病的关键必须抓住痰（热痰寒饮）、热、瘀、虚四个环节，分阶段、有侧重地阻断疾病发生发展变化的因果转化之链。在急性发作期以祛邪涤痰为主，用药如用兵，决不关门留寇。有痰热者选桑菊苇茎二陈汤或麻杏石甘汤；热而喘者加葶苈子、射干、桑白皮；喘甚者加青礞石、代赭石；寒痰型选小青龙汤，寒饮射肺或水气凌心者，加三子养亲汤。如夹温燥者，加桑叶、杏仁、沙参等；夹凉燥者，加炙紫菀、炙款冬花等。水肿甚者，加大腹皮、桑白皮、车前子等；脾肾阳虚者，则以真武汤加味。发展为肺性脑病者，则中西医互补，中医以豁痰利窍、醒脑息风为法，以涤痰汤（胆南星、橘红、茯苓、法半夏、枳实、石菖蒲、竹茹、党参、生姜、甘草）加减化裁；息风之品酌情选用钩藤、僵蚕、天麻等；再配合静脉注射醒脑静注射液、清开灵注射液等。因痰瘀同源，痰湿阻滞有碍气血的运行，痰瘀交阻，可使病情进一步加重，陆家龙教授主张在涤痰汤的基础上加入丹参饮、桃仁、当归等药以理气活血通络，从而可使血液循环通畅，痰化热除，达到满意的效果。在肺胀由急性期向缓解期过渡时陆家龙教授认为应标本兼顾，祛邪与扶正并举，根据临床症状的不同，使用生脉散合苇茎二陈汤（偏阴虚）或苓桂术甘汤合六君汤加减（偏阳虚）。瘀阻脉络者加当归、藕节。缓解期多以扶正为主，兼清余邪，方用生脉六君汤加减，以益气活血，扶正固本。

第五章　支气管哮喘

【概述】

支气管哮喘（以下简称哮喘）是最常见的慢性呼吸系统疾病之一，是一种变应原引起的由嗜酸性粒细胞、肥大细胞、T淋巴细胞等多种细胞和细胞组分参与的气道慢性炎症性疾病。临床表现为反复发作的喘息、气急、胸闷或咳嗽等症状，伴有气道阻塞、气道高反应性及可逆性气流受限等临床特征。

哮喘是最常见且严重危害人类健康的慢性呼吸系统疾病之一，近年来其患病率和发病率均呈明显上升趋势。据报道，1965～2005年高发病率国家平均哮喘发病率为15%～18%，低发病率国家平均发病率为7%。在我国，哮喘患病率也逐渐呈上升趋势。2010年，在我国8个省市进行的"全国支气管哮喘患病情况及相关危险因素流行病学调查"中，共调查14岁以上对象164 215名，结果显示我国14岁以上人群哮喘患病率为1.24%。据估计，目前全球至少有约3亿哮喘患者，其中我国约为3000万，我国老年哮喘的患病率尚不清楚。与年轻人相比，老年哮喘患者的总体死亡风险增加5倍以上，目前的全球哮喘防治倡议GINA指南及我国支气管哮喘基层诊疗指南主要针对成人、青少年及儿童，但不包括老年患者，老年哮喘的正确诊断率低，误诊率高，患者往往病情更重，医疗负担更大，死亡率更高，预后更差。我国已成为全球哮喘病死率最高的国家之一。

在中医学中，哮喘属于"哮病"范畴。中医学关于哮喘的记载已有两千多年的历史。《黄帝内经》中虽无哮病之名，但有"喘鸣""喘逆""喘息"等与哮喘发病特点相似的记载。历经发展补充，直到元代朱丹溪正式把"哮"作为一个独立的病，鉴别于"喘"，还首次提出了痰伏藏于肺，发病之凤根。明代虞抟的《医学正传》中对哮与喘作了进一步明确区分，"哮以声响言，喘以气息言""喘促喉中如水鸡声者，谓之哮；气促而连属不能以息者，谓之喘"。后世医家一直沿用至今。

【病因病机】

哮病的病理因素以痰为主，每由外邪侵袭、饮食不节、情志刺激、体虚劳倦等诱因引发，以致痰壅气道，肺气宣降功能失常而发病。

一、病因

1. 外邪侵袭

外感风寒、风热等邪气，失于表散，邪蕴于肺，壅阻肺气，气不布津，聚液成痰。《临证指南医案》曰："若夫哮证，亦由初感外邪，失于表散，邪伏于里，留于肺俞。"或可由吸入花粉、异味气体、动物毛屑、烟尘等，以致壅阻肺气，肺气宣降功能失常，津液凝聚，痰浊内生而发。

2. 饮食不节

过食生冷，寒饮内停，伤及脾阳，津液凝聚；或过食酸咸甘肥，积痰内蕴蒸热；或进食腥膻食物，致脾失健运，痰浊内生，痰壅气道而诱发。《医碥》曰："哮者……得之食味酸咸太过，渗透气管，痰入结聚，一遇风寒，气郁痰壅即发。"

3. 情志刺激，劳倦所伤

情志抑郁、惊恐、恼怒、忧思，或过度运动后，劳累乏力，皆可致气机失调，肺失宣降而发病。《症因脉治》曰："哮病之因，痰饮留伏……偶有七情之犯……则哮喘之症作矣。"

4. 脏气虚弱

先天禀赋虚弱，易受邪侵，如婴幼儿哮病多因此而发病，故称"幼稚天哮"者。若病后体虚，伤及肺、脾、肾，肺失输布津液，脾失运化水谷，肾失蒸化水液，以致痰饮内蕴，成为夙根。

二、病机

1. 发病

哮病的病理因素以痰为主，如朱丹溪言"哮喘专主于痰"。痰邪伏藏于肺，成为发病的潜在"夙根"，但与瘀血、水饮、火郁等密切相关，因遇外邪、情志、饮食、劳累、体虚等因素诱发本病。

2. 病位

哮病病位在肺，涉及脾肾。肺为贮痰之器，肺有宿痰为诱因，以致痰壅气道，肺气宣降功能失常而发病。肺与脾肾关系密切，生理上相互资生，病理上也相互影响。哮病反复发作，日久病及于心。

3. 病性

病性有寒热、虚实之不同。发作期以邪实为主，因病因不同，分为冷哮、热哮等。缓解期以正虚为主，哮病日久，气阴日伤，肺、脾、肾俱衰。大发作期正虚与邪实并见，肺肾同病，病久及心，甚则喘脱。

4. 病势

病势随正气强弱、病邪盛衰、病情轻重长短及治疗是否及时得当而不同，若正气强且病邪不盛，治疗及时，则病势缓；若正气虚或邪气盛，治疗不当，则病势急。

5. 病机转化

若病因于寒或素体阳虚，痰从寒化则发为冷哮；病因于热或素体阳盛，痰热化则发为热哮；痰热内郁，风寒外束而见寒包热哮。寒热之间可相互转化，寒痰可热化，热痰可寒化。哮病若长期反复发作，寒痰伤及脾肾之阳，痰热耗灼肺肾之阴，可从实转虚，如肺虚不能主气，气不化津，则痰浊内蕴，肃降无权，并因卫外不固而更易招外邪侵袭；脾虚不能化水谷精微而积湿成痰，上贮于肺而影响肺气的升降；肾虚精气亏乏，摄纳失常则阳虚水泛为痰，或阴虚火旺灼津液成痰，上干于肺而加重肺气的升降失常。肺、脾、肾生理之间相互资生，病理上亦相互影响。此外，久病及严重者见痰瘀互结，病及于心，可见喘脱危候。

【西医诊断标准或分类标准】

参照《支气管哮喘防治指南》（中华医学会呼吸病学分会哮喘学组修订，2016 年）

1. 相关症状和体征

①反复发作喘息、气急，伴或不伴胸闷或咳嗽，夜间及晨间多发，常与接触变应原、冷空气、物理化学刺激及病毒性上呼吸道感染、运动等因素有关。②发作时双肺可闻及散在或弥散性哮鸣音，呼气相延长。③上述症状和体征可经治疗缓解或自行缓解。

2. 可变的气流受限的客观检查

①支气管舒张试验阳性（吸入支气管舒张剂后，FEV1 增加 > 12%，且 FEV1 绝对值增加 > 200mL）。②支气管激发试验阳性。③呼气流量峰值（PEF）平均每日昼夜变异率（连续 7 天，每日 PEF 昼夜变异率之和 / 总天数 7）> 10%，或 PEF 周变异率 {（2 周内最高 PEF 值～最低 PEF 值）/ [（2 周内最高 PEF 值 + 最低 PEF 值）×1/2]×100%} > 20%。

符合上述症状和体征，同时具备气流受限客观检查中的任意一条，并除外其他疾病所引起的喘息、气急、胸闷及咳嗽，可诊断为哮喘。

【急救措施】

一、针灸

针刺肺俞、定喘、尺泽、列缺、丰隆、天突等穴，均用泻法留针，留针 30 分钟，每隔 5 ～ 10 分钟捻针 1 次，每日 1 次或隔日 1 次。

二、中成药

蛤蚧定喘丸、苏黄止咳胶囊等。

三、注射液

喘可治注射液：每次 4mL，日 2 次，肌内注射。

三、西医治疗

1. 一般治疗

哮喘急性发作时，首要处置应为脱离过敏原，避免诱发及危险因素的接触和暴露，呼吸困难者给予氧疗，目标是缓解气道痉挛，纠正低氧血症，恢复肺功能。

2. 药物治疗

哮喘急性发作时的常用药物包括支气管舒张剂和激素，对各种常规药物治疗症状未缓解者，可酌情选用非常规治疗药物。

轻度：经定量气雾剂（MDI）吸入短效 β_2 受体激动剂（SABA），在第 1 小时内每 20 分钟吸入 1～2 喷。随后可调整为每 3～4 小时吸入 1～2 喷。效果不佳可加入茶碱片或短效抗胆碱药气雾剂（SAMA）。

中度：吸氧，第 1 小时可持续雾化吸入 SABA。可联合应用 SAMA、激素混悬液，也可联合静脉茶碱类。若效果差，可口服激素。

重度至危重：吸氧，持续雾化吸入 SABA，联合应用 SAMA、激素混悬液及静脉茶碱类。尽早应用激素，待病情平稳后改为口服。注意维持水、电解质平衡，纠正酸碱失衡。经上述治疗，临床症状和肺功能无改善甚至继续恶化者，应及时给予机械通气治疗。此外，应预防呼吸道感染等。

【中医临床证治】

一、辨证论治

（一）辨证要点

1. 辨虚实

哮病总属于邪实正虚之证。发作期以邪实为主，缓解期以正虚为主。

2. 辨寒热

在辨虚实的基础上，实证需辨寒热及是否兼有表证。寒证内外皆寒，谓之冷哮。其喉中哮鸣如水鸡声，呼吸急促，胸膈满闷，咳痰色白而多泡沫，面色晦滞，或有恶寒、发热、身痛等表证，舌苔白滑，脉浮紧或弦紧。热证痰火壅肺，谓之热哮。其喉中痰鸣如吼，喘而气粗声涌，胸高胁胀，咳痰色黄或白，黏浊稠厚，咳吐不爽，或有身热、心烦、口渴等，舌质红，苔黄腻，脉滑数或弦滑。

3. 辨脏腑

哮病在缓解期表现以虚证为主，虚证有肺脾气虚、肺肾两虚之异。肺脾气虚以气短声低，喉中时有轻度哮鸣，痰多质稀色白，舌质淡，苔白，脉细弱为主。肺肾两虚以喉中痰鸣有声，动则喘息气促，腰膝酸软，不耐劳累，五心烦热，或畏寒肢冷，面色苍白，舌淡，脉沉细或弱为主。

（二）治疗原则

发作期以邪实为主，治以祛痰利气，寒痰宜温化宣肺，热痰以清化肃肺，表邪显著者兼以解表；缓解期以正虚为主，治以补肺脾肾之虚以固本；正虚邪实并存者，祛邪与补虚兼顾。

（三）分证论治

1. 发作期

（1）冷哮证

证候：喉中哮鸣如水鸡声，呼吸急促，胸膈满闷，咳痰色稀白而多泡沫，面色晦滞，或有恶寒、发热、身痛，舌淡红，苔白滑，脉浮紧或弦紧。

治法：温肺散寒，化痰平喘。

方药：射干麻黄汤加减。射干 10g，麻黄 10g，细辛 3g，干姜 10g，半夏 12g，陈皮 12g，苏子 15g，紫菀 15g，五味子 15g，大枣 10g，甘草 6g。

加减：表寒甚者，加桂枝 10g，生姜 10g，辛散风寒；痰涌喘逆不得卧者，加葶苈子 15g，泻肺降逆平喘，并酌加杏仁 10g，橘皮 10g 等化痰利气；胸膈满闷甚者，可加桔梗 12g，枳壳 12g，宣肺下气降痰。

（2）热哮证

证候：喉中痰鸣如吼，喘而气粗声涌，胸高胁胀，咳痰色黄，黏浊稠厚，咳吐不爽，或有身热、心烦、口渴等，舌质红，苔黄腻，脉滑数或弦滑。

治法：清热宣肺，化痰降逆定喘。

方药：定喘汤加减。麻黄10g，杏仁12g，黄芩10g，桑白皮15g，半夏12g，款冬花10g，紫苏子15g，白果仁12g，甘草6g。

加减：表热甚者，加石膏20g，解表清里；肺气壅实，痰鸣息涌而不得卧者，加葶苈子15g，地龙10g，泻肺平喘；痰黄稠难咳者，加鱼腥草15g，清热化痰；病久热盛伤阴，加沙参20g，麦冬15g，以养阴化痰。

临证参考：若肺热壅盛，复感风寒，客寒包火，肺失宣降，则见寒包热哮，临床表现为喉中哮鸣有声，胸膈满闷，咳喘无汗，咳黄痰或黄白相兼痰，身痛，舌苔白腻微黄，脉弦紧。治疗以解表散寒，清化痰热，方用大青龙汤加减。

（3）虚哮证

证候：频繁发作，喉中哮鸣如鼾，声低喘促气短，甚则持续不已，动则加剧，咳痰无力，口唇、爪甲青紫，舌质淡或紫暗，脉沉细或弱。

治法：补肺纳肾，降气化痰活血。

方药：生脉散合平喘固本汤加减。党参20g，黄芪15g，蛤蚧15g，五味子12g，麦冬15g，白果10g，葶苈子15g，橘皮10g，甘草6g。

加减：气虚血瘀者，加丹参15g，地龙10g，桃仁10g，以活血化瘀；肾阳虚加肉桂10g，附子15g，温补肾阳；肾阴虚加山药20g，熟地黄15g补肾阴；肺肾阴虚甚加北沙参20g，石斛15g，生地黄15g，滋补肺肾；痰多胸闷者，加桔梗12g，瓜蒌15g，枳壳12g，以化痰利气。

2. 缓解期

（1）肺脾气虚证

证候：喉中轻度哮鸣有声，声低气短，痰多色白质稀，畏风自汗易感冒，纳少便溏，倦怠乏力，舌淡，舌边有齿痕，苔白，脉细弱。

治法：健脾益气，培土生金。

方药：六君子汤合玉屏风散加减。党参20g，黄芪15g，白术10g，茯苓15g，防风10g，陈皮12g，半夏10g，薏苡仁15g，五味子10g，甘草6g。

加减：脾虚湿盛痰多者，加白扁豆 15g，橘皮 10g，健脾燥湿化痰；表虚自汗者，加浮小麦 30g，麻黄根 10g 以止汗；痰多胸闷者，加杏仁 10g，桔梗 10g，枳壳 10g，以化痰利气。

（2）肺肾两虚证

证候：短息气促，动则加剧，吸气不利，咳痰质黏起沫，耳鸣，腰酸腿软，心悸，不耐劳累。或五心烦热，颧红，口干，舌红少苔，脉细数；或畏寒肢冷，面色苍白，舌胖，苔淡白，脉沉细。

治法：补肺益肾，纳气平喘。

方药：金水六君煎合生脉散加减。熟地黄 10g，黄芪 20g，党参 20g，麦冬 15g，五味子 10g，茯苓 15g，半夏 10g，陈皮 10g，甘草 6g。

加减：喘促甚者，加苦杏仁 10g，葶苈子 15g，苏子 15g，宣肺定喘；肾阴虚者，加生地黄 15g，冬虫夏草 10g，以补肾阴；肾阳虚者，加附片 10g，肉桂 6g 以温阳；肺阴虚者加沙参 15g，天花粉 10g，石斛 10g，补肺养阴。

附：喘脱危证

证候：哮病反复日久，喘息鼻扇动，气短息促，甚则张口抬肩，烦躁昏蒙，四肢厥冷，汗出如油，舌紫暗，苔腻，脉细数或浮大无根。

治法：扶正固脱，补肺纳肾。

方药：回阳救急汤加减。附片 15g，人参 15g，肉桂 10g，五味子 10g，麦冬 12g，山茱萸 10g，龙骨 20g，牡蛎 20g，蛤蚧 15g，冬虫夏草 10g，甘草 6g。

加减：若喘急面青，烦躁不安，四肢厥冷，另服黑锡丹镇纳虚阳，温肾平喘固脱。

二、针灸治疗

（一）刺络法

选华佗夹脊穴（第 2、3、5、7 对）直刺 1～1.5 寸，令针感向前胸或上、下方向放射，施捻转补法 1～3 分钟，每日 1 次，15 天为一疗程。

（二）温灸法

肺俞、风门、厥阴俞，麦粒灸三壮，2 周 1 次，2 次为一疗程。

（三）经穴法

尺泽、天突、膻中、太溪、足三里、丰隆、肾俞，每日1次，15天为一疗程。

【名中医经验荟萃】

张华医案

李某，女，28岁。2017年3月5日初诊。

胸闷咳嗽2日。患者自述有哮喘病史，平素对油漆、花粉过敏。两日前上班时吹风，接触花粉后出现发作性胸闷气喘，伴有阵发性咳嗽，咳白色黏痰，咽痒明显。

查体：咽部充血，右下肺可闻及吸气相干啰音，心率90次/分，舌淡有齿痕，苔白腻，脉滑。血常规提示嗜酸性粒细胞偏高。

治当祛风化痰，降气平喘。

处方：紫苏子10g，白芥子10g，莱菔子10g，厚朴10g，浙贝母10g，杏仁9g，僵蚕10g，法半夏10g，陈皮10g，麻黄9g，射干10g，炙甘草6g。7剂，早晚温服。

嘱患者避风寒，慎起居，注意戴口罩，避免接触花粉、油漆等刺激性物品。

1周后复诊，症状明显改善，守方如上，再进10剂。

三诊患者无胸闷气喘，偶有咳嗽，咳白痰，原方去僵蚕、厚朴、浙贝母，加前胡10g，白前10g，紫菀10g。再服7剂，至今没有复发。

第六章　大咳血

【概述】

咳血（hemoptysis）指声门以下呼吸道或肺组织出血，经口咳出，此症应排除鼻腔、咽和口腔的出血。每次咳血的量和持续时间不一。通常大咳血指一次咳血量超过 200mL，或 24 小时内咳血量超过 400mL，或 48 小时内咳血量超过 600mL，或持续咳血须输液以维持血容量，以及因咳血而引起气道阻塞导致窒息者。

60 岁以上的老年咳血患者肺癌居首位，肺结核居第 2 位，肺炎和慢性支气管炎（慢支）居第 3 位，支气管扩张为第 4 位。因此，对于老年人咳血首先应考虑或排除危害性大的肺癌，其次为肺结核、肺炎，尤其是痰中带血的老年患者。

【病因病机】

一、咳血常见的中医病因病机及转化

1. 外邪侵袭

外邪侵袭，或饮食不节，饮酒过度，或嗜食辛辣之品，或恣食肥甘，而致燥热蕴结于肺，肺失宣降，上逆为咳，损伤肺络，或风热之邪，热壅于肺，灼伤肺络，血溢气道则致咳血。

2. 肝火内犯

情志不遂，气郁化火，或暴怒气逆，肝气横逆，上逆犯肺，血随火动，灼

伤肺络导致咳血。

3. 气虚不摄

劳倦过度，损伤正气，或饮食不节，损伤脾胃，或大病久病之后失于调养，正气耗伤，以致气虚则血无所主，血不循经，溢出肺胃之络而致咳血。《医学入门》说："劳伤气虚夹寒，阴阳不相为守，血亦错行。"

总之，咳血的病机有虚实之分，可以归结为热迫血行、阴虚火旺、气虚不摄。由热迫血行所致者属于实证；由阴虚火旺及气虚不摄所致者，则属于虚证。虚实常发生转化。如开始为火盛气逆，迫血妄行，但在反复出血之后，则会导致阴血亏损，虚火内生；或因出血过多，血去气伤，以致气虚阳衰，不能摄血。因此，有时阴虚火旺及气虚不摄，既是引起出血的病理因素，又是出血导致的结果。此外，出血之后，离经之血，留积体内，蓄结而为瘀血，妨碍新血的生成及气血的正常运行。

二、咳血常见的西医病因

1. 支气管疾病

常见的有支气管扩张、支气管肺癌、支气管结核和慢性支气管炎等。出血机制主要因炎症或肿瘤损害支气管黏膜或病灶毛细血管，使其通透性增高或破裂所致。

2. 肺部疾病

常见的有肺结核、肺炎球菌性肺炎、肺脓肿等，其他包括肺血管瘤、肺吸虫病、肺瘀血、恶性肿瘤肺转移、肺囊肿、肺血管瘤破裂、肺栓塞、肺动静脉瘘、原发性肺动脉高压症、坏死性结节样肉芽肿、结缔组织病等。肺结核为我国最常见的咳血原因，其出血机制为结核病使毛细血管渗透性增高，血液渗出，表现为痰中带血丝、血点或小血块；如病变侵蚀小血管，使其破溃则引起中等量咳血；如肺动脉分支形成的小动脉瘤破溃或继发结核性支气管扩张形成的小动静脉瘘破裂，则引起大量咳血，可危及生命。

3. 心血管疾病

较常见的是风湿性心脏病、二尖瓣狭窄，某些先天性心脏病如房间隔或室间隔缺损、动脉导管未闭引起肺动脉高压时，也可发生咳血。急性肺水肿时可咳粉红色泡沫痰。

4. 全身性疾病

血液系统疾病，如白血病、血友病、血小板减少性紫癜等；肾脏疾病，如慢性肾衰竭、肾病综合征等；免疫系统疾病，如系统性红斑狼疮、结节性动脉炎等；急性传染病，如肺出血型钩端螺旋体病、流行性出血热等，均可引起咳血。

5. 外伤

如胸部外伤、肋骨骨折、枪弹伤、肺部外伤、异物伤等。

6. 其他

尘肺、肺泡蛋白沉着症、支气管结石、替代性月经、特发性咳血等原因及机制不明的咳血。

【西医诊断标准或分类标准】

参照 2019 年中国医师协会整合医学分会呼吸专业委员会修订的《大咳血诊疗规范》进行诊断。

1. 病史及体格检查

详细询问病史和全面体格检查是诊断大咳血病因的重要方法，可为大咳血的病因诊断提供一些关键线索。通过病史了解大咳血量，对明确诊断非常重要。同时临床评估中应注意询问既往史，尤其是感染史、呼吸系统疾病、心脏病、自身免疫性疾病及出血性疾病病史。体格检查时应认真记录提示大咳血来源于何侧肺的相关体征，并应注意充血性心力衰竭或恶性肿瘤的表现。鉴别出血是源自咳血还是呕血。

2. 实验室检查

初始评估应包括完整的血、尿、便常规、血型、凝血功能、肝肾功能等实验室检查。这些检查可提示大咳血的病因，如凝血功能异常、自身免疫性肺 – 肾综合征等。另外，应根据可能病因进行相应的实验室检查。

3. 影像学检查

影像学检查是大咳血诊断的基础，胸部 X 线检查是一项重要的初始评估项目，但其假阴性率高达 20% ～ 40%。胸部 CT 扫描是咳血最重要的影像学检查方法，其敏感性高于 X 线。增强扫描可发现肺栓塞、动静脉畸形或动脉瘤。CT 增强显影有不同的时相，不同的目的应选用不同的时相。此外，CT 还有助于判断出血来源于哪一侧肺。但是 CT 检查对于大咳血患者存在一定局限性，一是需要时间，二是在操作时患者需要保持仰卧位，易发生窒息。因此，急性大咳血病情危及患者生命时不宜进行急诊胸部 CT 扫描。

4. 支气管镜检查

对大咳血病因诊断不清，或经内科保守治疗止血效果不佳者，目前多主张在咳血期间及早施行支气管镜检查。

【急救措施】

一、中医应急治疗

1. 三七粉 3g，每日 3 次，口服。

2. 云南白药 1 ～ 2g，每日 3 次，口服。

3. 止血散（三七、云南白药、花蕊石各等份）3 ～ 6g，每日 3 次，口服。

4. 大黄醇提片 3g，每日 3 次，口服。

5. 生脉注射液（或参麦注射液）30 ～ 50mL 加入 10% 葡萄糖注射液 100mL 静脉注射，每日 1 ～ 2 次。适用于阴虚和气虚所致的咳血。

二、西医治疗

1. 治疗原则

包括制止出血，治疗原发病，防治并发症，维持患者生命体征。

2. 镇静、休息

小量咳血无须特殊处理，休息、对症治疗即可。中量以上咳血须卧床休息，患者取侧卧位或平卧位。对精神紧张、恐惧不安者应解除不必要的顾虑，必要时可予少量镇静药，如地西泮 10mg 或苯巴妥钠 0.1～0.2g，肌内注射，或口服地西泮 5～10mg。咳嗽剧烈的咳血者，可适当给予镇咳药，如口服可待因 15～30mg，一日 3 次，或口服咳美芬 10mg。禁用吗啡，以免过度抑制咳嗽引起窒息。

3. 加强护理，密切观察

中量以上咳血者，应定时测量血压、脉搏、呼吸，定时监测咳血量，若有口渴、烦躁、厥冷、面色苍白、咳血不止或窒息等表现者，应及时进行抢救。

4. 大咳血患者应开放静脉，备血，必要时补充血容量。向家属交代病情。

5. 止血药的应用

（1）垂体后叶素：疗效迅速而显著，使肺循环压力降低而迅速止血，其用法可将 5～10U 神经垂体素溶于 20～40mL 葡萄糖溶液中缓慢静脉注射（10～20 分钟完成），然后将 10～20U 神经垂体素溶于 250～500mL 液体中，静脉注射量维持在 0.1U/（kg·h）。

不良反应：面色苍白，出汗，心悸，胸闷，腹痛，有便意，过敏反应，血压升高。

禁忌证：高血压、冠心病、肺心病、心力衰竭、孕妇禁用。

（2）酚妥拉明：是一种 α 肾上腺素能受体阻断剂，可通过直接扩张血管平滑肌，降低肺动静脉压而止血。将 10～20mg 酚妥拉明加入 500mL 5% 葡萄糖溶液中静脉注射。

不良反应：心率增快，血压下降。

（3）普鲁卡因：具有扩张血管、降低肺循环压力、镇静的作用。将 200～300mg 普鲁卡因加入 500mL 5% 葡萄糖溶液中静脉注射。

不良反应：过敏反应，颜面潮红、谵妄、兴奋、惊厥。注射前应进行皮试。

（4）纠正凝血障碍的药物：①氨基己酸：抑制纤维蛋白溶酶原的激活因子，抑制纤溶酶原激活为纤溶酶，抑制纤维蛋白溶解。将 4～6g 氨基己酸加入 250mL 5% 葡萄糖溶液中静脉注射，1 次/日。②酚磺乙胺、卡巴克洛：提高血小板和毛细血管功能。酚磺乙胺 0.5～0.75g 肌内注射或静脉注射，

2 次 / 日；卡巴克洛 2.5 ～ 5mg，口服，3 次 / 日；或 10mg 肌内注射，2 次 / 日。

③维生素 K：促进肝脏合成凝血酶原，促进凝血。10mg 肌内注射，2 次 / 日。

④纤维蛋白原：将 1.5 ～ 3.0g 本药加入 500mL 5% 葡萄糖溶液中静脉注射，1 次 / 日。⑤糖皮质激素：具有非特异性抗炎作用，可降低血管通透性。可短期及少量应用甲泼尼松龙 20 ～ 40mg 或地塞米松 5mg 静脉注射，1 ～ 2 次 / 日。

⑥鱼精蛋白：用于凝血功能障碍和肝功能不全的咳血患者，本品为肝素拮抗剂，使肝素迅速失效，加速凝血过程。常用剂量为鱼精蛋白 50 ～ 100mg 溶入 40mL 25% 葡萄糖溶液中缓慢静脉注射，每日 1 ～ 2 次。不良反应为过敏反应。

⑦凝血酶原复合物：用于凝血机制障碍、凝血酶原时间延长者，疗效较为显著，10 ～ 20U/kg 加 200mL 葡萄糖溶液，开始缓慢静脉注射，1 小时左右完成。

6. 气管镜止血

（1）经过药物治疗无效者可以考虑通过硬质气管镜清除积血和止血。

（2）冷盐水灌洗：4℃冷盐水 500mL 加肾上腺素 5mg，分次注入出血肺段，保留 1 分钟后吸出。

（3）气囊导管止血：有条件者可用气囊堵塞出血支气管压迫止血，防止窒息。24 小时后放松气囊，观察几小时后无出血可考虑拔管。

（4）激光冷冻止血：有条件者可以考虑试用。

7. 支气管动脉栓塞术

首先经支气管动脉造影显示病变部位（如局部造影剂外漏、血管异常扩张、体 – 肺动脉交通），采用吸收性明胶海绵、氧化纤维素、聚氨基甲酸乙酯或无水酒精等栓塞局部血管。

8. 手术治疗有手术适应证时进行

凡需进行第 5、6、7 项治疗者事先必须征得患者和家属同意并签署知情同意书，同意书中要注明此项治疗可能出现的各种危险和并发症。

9. 大咳血窒息的处理

大咳血窒息是引起患者死亡的主要原因，应及早识别和抢救。表现为患者突感胸闷难忍，烦躁不安．面色苍白或发绀，咳血突然中止，呼吸困难，意识丧失。窒息抢救的重点是保持呼吸道通畅和纠正缺氧。

具体措施如下：迅速让患者平卧，或做体位引流，头偏向一侧，用开口器打开口腔，将舌拉出，迅速清除口腔及咽喉部积血，气管插管或切开，吸氧，如自主呼吸减弱或消失，则行呼吸器治疗，必要时可应用呼吸兴奋剂。窒息解除后继续各种相应处理，如纠正酸中毒、补充血容量、控制休克、治疗原发病等。

【中医临床证治】

一、辨证要点

1. 辨外感内伤

咳血可分外感咳血及内伤咳血，两者在临床表现、预后及治疗等方面各不相同，应注意辨识。外感咳血病程短，起病较急，初起均有恶寒、发热等表现；内伤咳血则病程长，起病缓，均有脏腑、阴阳、气血虚衰或偏盛的表现。

2. 辨属火属虚

咳血病机有属火属虚之别，故应辨明火之有无及属虚属实。咳血由火热熏灼肺络引起者多，但火有虚实之别，外感之火及肝郁之火属于实火，阴虚火旺之火则为虚火。属虚者多为内伤所致。虚有阴虚及气虚，阴虚则火灼肺络，气虚则不能摄血而导致咳血。

二、分证论治

1. 燥热伤肺证

证候：喉痒咳嗽，痰中带血，口干鼻燥，或有身热，舌质红，少津，苔薄黄，脉数。

治法：清热润肺，宁络止血。

方药：桑杏汤加减。桑叶15g，栀子10g，豆豉12g，沙参15g，梨皮15g，浙贝母15g，杏仁10g，白茅根15g，茜草12g，藕节15g，侧柏叶15g。

2. 肝火犯肺证

证候：咳嗽阵作，痰中带血或纯血鲜红，胸胁胀痛，烦躁易怒，口苦，舌质红，苔薄黄，脉弦数。

治法：清肝泻火，凉血止血。

方药：泻白散合黛蛤散加减。青黛6g，黄芩12g，桑白皮15g，地骨皮15g，海蛤壳15g，甘草10g，旱莲草15g，白茅根15g，大蓟10g，小蓟10g。

3. 阴虚肺热证

证候：咳嗽痰少，痰中带血或反复咳血，血色鲜红，口干咽燥，颧红，潮热盗汗，舌质红，脉细数。

治法：滋阴润肺，宁络止血。

方药：百合固金汤加减。百合15g，麦冬15g，玄参15g，生地黄15g，熟地黄15g，当归15g，白芍15g，川贝母5g，甘草5g，白及15g，藕节15g，白茅根15g，茜草12g。

4. 气虚不摄证

证候：痰中带血，色淡量少，迁延缠绵，气短难续，面色苍白，体倦乏力，头晕目眩，耳鸣心悸，脉虚乏力。

治法：益气摄血，健脾养血。

方药：归脾汤加减。白术15g，党参15g，茯苓15g，当归15g，黄芪20g，酸枣仁15g，远志15g，龙眼肉15g，木香8g，仙鹤草15g，茜草15g，白茅根15g，白及15g。

三、针灸治疗

膈俞、孔最为主穴。风热加尺泽、合谷、曲池，用泻法；肝火加泻内关、太冲；阴虚补复溜、太渊。

【名中医经验荟萃】

国医大师周仲瑛教授辨治肺癌咳血验案

谢某，男，63岁。1999年10月9日初诊。

1999 年 4 月胸部 CT 检查发现右肺下叶有一圆形组织影,边界清楚,周围有短毛刺。后经气管镜检查诊断为右肺鳞癌。于 1999 年 4 月 14 日行右中下叶切除术,术后病理报告示右肺下叶腺癌,右肺中叶鳞癌,无淋巴结转移。术后切口愈合良好。同年 8 月 11 日始行 EP 方案化疗 6 个周期,同时给予止吐药物及免疫调节剂。请周老会诊,诊见咽干口燥,五心烦热,夜间盗汗,干咳少痰,胸闷气短,疲乏无力。舌淡苔黄腻,脉弦细。证属气阴两虚,痰热壅肺。治以清肺化痰,益气养阴,兼祛邪抑癌。

处方:炙鳖甲、知母、炙僵蚕、生蒲黄(包)、泽漆、半枝莲各 10g,天冬、麦冬、南沙参、北沙参、女贞子、山慈菇、枸杞子、苦参各 12g,太子参、仙鹤草、墨旱莲各 15g,金荞麦根 20g,炙蜈蚣 2 条。水煎服。每日 1 剂。

二诊:服上方 14 剂后,胸闷缓解,体力渐增,但仍咳少量黄痰,无血丝及胸痛,舌淡红,苔薄稍腻,脉弦细。原方加天花粉、鱼腥草各 15g,泽泻 20g。

三诊:服上方 1 个月余,患者自感痰量明显减少,痰色转白,体重增加约 3kg。继服原方加丹参 10g,白茅根 30g。

后随症稍作加减,坚持服用中药调理,一般情况尚可,生活自理,定期来院检查,未发现远处转移灶,局部未见复发。

第七章　严重心律失常

【概述】

心律失常（cardiac arrhythmia）是指心脏冲动的频率、节律、起源部位、传导速度或激动次序的异常。心律失常可以由多种原因引起，如冠状动脉粥样硬化性心脏病、高血压、甲状腺功能亢进症、药物诱因等。临床表现以心慌、胸闷、头晕乏力、多汗，甚则昏厥为特征。最新研究表明，心律失常的发病率有逐年增高的趋势，现已排在冠状动脉粥样硬化性心脏病、高血压病之后，位居第三。并非只有心脏病患者才会出现心律失常，也有1%～2%甚至3%～4%的正常人会出现症状。心律失常可以发生于任何年龄段，中老年人的心律失常较多为心房颤动、室性心动过速；青少年的心律失常表现为心动过速、早搏；儿童心律失常的发病率相对较低。心律失常可导致血液循环系统异常，心房与心室收缩程序改变，常可引起患者胸闷、心悸、乏力等症状。所以，对心脏病患者出现的心律失常要高度重视。

随着我国人口老龄化社会的逐渐到来，老年患者严重心律失常的发病率呈现逐年增高的趋势，心律失常已经成为了威胁老年人身体健康的主要原因之一。老年患者严重心律失常主要以心房纤颤为主，心律失常的发病率与是否有器质性心脏病无关，其主要诱发因素为感染、缺氧和电解质紊乱。感染是由于老年人抵抗力差；缺氧是由于老年人肺功能下降，排痰能力减弱，易造成气道堵塞；电解质紊乱则是因为老年人机体内环境代偿功能减退。为预防老年患者严重心律失常的发生，控制感染、通畅气道和维持电解质平衡是重要措施。

心律失常按照发生部位分为室上性（包括窦性、房性、房室交界性）心律失常和室性心律失常两大类；根据发作时传导时间的快慢，可以分为快速性心律失常和缓慢性心律失常；按照发生机制可分为冲动形成异常和冲动传导异常两大类。本章主要依据心律失常发作时心率快慢进行分类。

本病属于中医学"心悸""怔忡"等范畴。

【病因病机】

心悸的原因有多种，病因大致可以分为虚实两类，主要包括外邪侵袭、情志失调、饮食不节、劳欲过度、久病失养等。虚实常相互夹杂，虚证之中常兼痰浊、水饮或血脉瘀阻为患，表现为阳气亏虚、阴液亏损、心失所养；实证之中则多有脏腑虚衰的表现，表现为痰饮内停、瘀血阻滞、心脉不通。

1. 体虚劳倦

素来禀赋不足，或久病伤正，耗损心之气血，或劳倦太过伤脾，以致生化之源不足，气血阴阳亏损，脏腑功能失调，心失所养，发为心悸。如《证治准绳》所言："人之所主者心，心之所养者血，心血一虚，神气不守，此惊悸之所肇端也。"

2. 七情所伤

平素心虚胆怯易惊，突遇惊恐则心神动摇，不能自主而心悸。《济生方》指出："惊悸者，心虚胆怯之所致也。"长期忧思难解，心气郁结，阴血亏耗，不能养心而心悸；或化火为痰，痰火扰心，心神失养而心悸。此外，大怒伤肝，大恐伤肾，怒则气逆，恐则精却，阴虚于下，火逆于上，扰乱心神亦可发为惊悸。

3. 外邪侵袭

风、寒、湿三气杂至，合而为痹。痹证日久，复感外邪，内舍于心，痹阻心脉，心血运行受阻，发为心悸。或风寒、湿热之邪，由血脉内侵于心，耗伤心气心阴，亦可引起心悸。温病、疫毒均可耗气伤阴，气阴两虚，心失所养，或邪毒内扰心神，如春温、风温、暑温、白喉、梅毒等病，往往伴见心悸。

4. 饮食不当

嗜食醇酒厚味，蕴热化火生痰，痰火上扰心神则为悸。正如清代吴澄《不居集》所谓："心者，身之主，神之舍也。心血不足，多为痰火扰动。"

5. 药物诱因

药物过量或毒性较剧，耗伤心气，损伤心阴，引起心悸。如中药附子、乌头、雄黄、蟾酥、麻黄等，西药锑剂、洋地黄、奎尼丁、阿托品、肾上腺素等，或补液过快、过多等。

本病的基本病机为气血阴阳亏虚，心失所养；或邪扰心神，心神不宁。本病的病理性质主要有虚实两方面，虚者为气、血、阴、阳亏损，使心失濡养，而致心悸；实者多由痰火扰心、心血瘀阻或感受外邪，内舍于心，气血运行不畅所致。虚实之间可以相互夹杂或转化。

【辨证要点】

1. 辨惊悸、怔忡

一般来讲，惊悸与怔忡相比，症状较轻。怔忡可由惊悸发展而来。惊悸常因受外界刺激而发病，表现为心悸不安，甚至有欲厥之状，但发作后除疲倦、乏力外，无其他特殊不适。怔忡则无惊自悸，经常自觉惕惕不安，遇劳加重，多有脏腑气血亏损之象，可有痰饮、瘀血夹杂。

2. 辨虚实兼夹

惊悸、怔忡的病变特征多为虚实夹杂，所谓虚是指五脏气血或阴阳的亏虚。实则多指痰饮、血瘀、火邪的夹杂。痰饮、血瘀、火邪既属病理产物，在一定情况下又是惊悸、怔忡的直接病因。在辨证时不仅要辨虚实，而且要分清虚实之程度。其正虚程度与脏腑虚损的程度有关，一脏虚损者轻，多脏亏损者重。邪实方面，一般来讲，单见一种夹杂者轻，多种夹杂者重。

3. 辨脏腑的虚损程度

由于本病以本虚为主，而本虚的程度又常与脏腑虚损的多寡有关，故应详辨。脏腑之间相互联系，相互影响。心脏病变可以导致其他脏腑功能失调或亏损；同样他脏病变亦可以直接或间接影响于心，如肾水不足，可致心肾不交；肝血亏虚不能养心，致心血虚；脾肾阳虚致心气虚弱等。一般情况下，仅心脏本身虚损而致病者病情较轻，兼证少，其临床表现以心悸、心慌、胸闷、少寐为主；而与他脏并病，兼见肾虚、脾虚、肝火或肝阴不足证候者，病较重。初发多轻，以单脏病变为主；病久则重，多为数脏同病。

4. 辨脉象

心律失常者脉象变化较大，有快、慢及三五不调之异，观察脉象变化是心律失常辨证中的重要依据。脉细数者，为心阴不足之征；脉迟者，多由心肾阳虚，无力鼓动心脉所致；脉三五不调者，常为气血两亏，阴阳俱虚之候。

第一节　快速性心律失常

快速性心律失常指心脏起搏点在窦房结或窦房结以外，心室率 > 100 次/分的心律失常，是一组临床表现、起源部位、传导路径、电生理和预后意义很不相同的心律失常。发作时有心悸、胸闷胸痛、气短喘促、头晕等症状，严重者可出现晕厥。

一、心房颤动

临床特点：房颤症状的轻重受心室率快慢的影响，心室率超过 150 次/分，患者可发生心绞痛与充血性心力衰竭。心室率不快时，患者可无症状。房颤时心房有效收缩消失，心排出量比窦性心律时明显减少。

分类：临床上一般将心房颤动分为首诊房颤（first diagnosed AF，primary AF）、阵发性房颤（paroxysmal AF）、持续性房颤（persistent AF）、长期持续性房颤（long standing persistent AF）及永久性房颤（permanent AF）。

心电图特征：①P 波消失，代之以小而不规则的基线波动，形态与振幅均变化不定，称为 f 波；频率为 350 ~ 600 次/分。②心室率极不规则。③QRS 波形态通常正常，当心室率过快，发生室内差异性传导时，QRS 波增宽变形（图 1）。

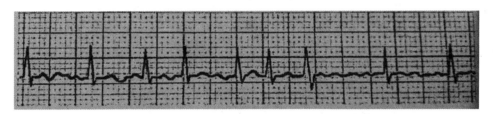

图 1　心房颤动

治疗措施：①抗凝治疗：栓塞在房颤的患者中发生率较高，因此我们应该重视抗凝治疗，并在抗凝治疗前评估患者的出血风险。华法林是房颤抗凝治疗的有效药物，口服能安全而有效地预防脑卒中的发生。若房颤持续时间不超过24小时，复律前无需进行抗凝治疗；否则应在复律前接受华法林有效抗凝治疗3周，待成功复律后继续治疗3～4周。新型口服抗凝药物如达比加群、利伐沙班、阿哌沙班等目前主要用于非瓣膜性房颤，其特点为不需要常规凝血指标检测，较少受食物或药物的影响，安全性较好。

②药物转复并维持窦性心律：将房颤转复为窦性心律的方法包括药物复律、电复律及导管消融治疗。常用的ⅠA类（奎尼丁、普鲁卡因胺）、ⅠC类（普罗帕酮）或Ⅲ类（胺碘酮、伊布利特）抗心律失常药物均可能转复房颤，成功率在60%左右。

对于症状明显、药物治疗无效的阵发性房颤，导管消融可以作为一线治疗；病史较短、药物治疗无效且无明显器质性心脏病的症状性持续性房颤，以及存在心力衰竭和（或）左心室射血分数减少的症状性房颤患者，亦可行导管消融治疗。此外，外科迷宫手术也可用于维持窦性心律，且具有较高的成功率。

③控制心室率：临床研究表明，持续性房颤患者选择控制心室率加抗凝治疗，预后与经复律后维持窦性心律者并无显著差异，且更简便易行，尤其适用于老年患者，控制心室率的药物包括β受体阻滞剂、钙通道阻滞剂、洋地黄制剂和某些抗心律失常药物（如胺碘酮、决奈达隆），可单用或联合应用。

二、心房扑动

临床特点：患者的症状主要与心房扑动的心室率相关，心室率不快时，患者可无症状。心房扑动伴有极快的心室率，可诱发心绞痛与充血性心力衰竭，心房扑动往往有不稳定的倾向，可恢复窦性心律或进展为心房颤动，但亦可持续数月或数年。心房扑动患者也可产生心房血栓，进而引起体循环栓塞，体格检查可见快速的颈静脉扑动。当房室传导比例发生变化时，第一心音强度亦随之变化，有时能听到心房音。

心电图特征：①窦性 P 波消失，代之以振幅、间距相同的有规律的锯齿状扑动波，称为 F 波，扑动波之间的等电线消失，频率常为 250～300 次 / 分。②心室率规则或不规则，取决于房室传导比例是否恒定。心房扑动波多以 2：1 及 4：1 交替下传。③ QRS 波形态正常，当出现室内差异传导、原先有束支传导阻滞或经房室旁路下传时，QRS 波增宽、形态异常（图 2）。

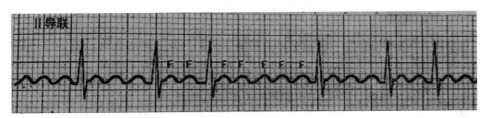

图 2　心房扑动

1. 药物治疗

减慢心室率的药物包括 β 受体阻滞剂、钙通道阻滞剂（维拉帕米、地尔硫䓬）或洋地黄制剂（地高辛、毛花苷丙），转复心房扑动并预防复发的药物包括 I A 类、 I C 类和Ⅲ类（伊布利特、多非利特和胺碘酮）抗心律失常药。伊布利特用于新发心房扑动复律治疗，禁用于严重器质性心脏病、Q-T 间期延长和窦房结功能障碍者；多非利特亦可选用，应用 I A 类和 I C 类药物复律前应先控制心室率，避免因心房扑动频率减慢后房室传导加快而导致心室率增加，但合并冠心病、充血性心力衰竭的房扑患者，应用 I A 类与 I C 类药物容易导致严重室性心律失常，故应选用胺碘酮，长期维持窦性心律可选用胺碘酮、多非利特或索他洛尔等药物。

2. 非药物治疗

直流电复律是终止房扑最有效的方法。通常应用很低的电能（低于 50J），便可迅速将房扑转复为窦性心律。食道心房调搏也是转复房扑的有效方法，尤其适用于服用大量洋地黄制剂的患者。导管消融可根治房扑，因房扑的药物疗效有限，对于症状明显或引起血流动力学不稳定的房扑，应选用导管消融治疗。

3. 抗凝治疗

持续性心房扑动的患者发生血栓栓塞的风险明显增高，应给予抗凝治疗。

三、阵发性室上性心动过速

临床特点：呈阵发性，心率在160次/分以上，临床表现为心悸、胸闷、头晕、乏力、胸痛或紧压感。持续时间长者，可发生血流动力学障碍，表现为面色苍白、四肢厥冷、血压降低、偶有晕厥等。也可使原有器质性心脏病患者病情加重，如患者原有冠心病，可加重心肌缺血诱发心绞痛，甚至心肌梗死；原有脑动脉硬化者，可加重脑缺血，引起一过性失语、偏瘫，甚至脑血栓形成。

心电图特点：①心率150～250次/分，节律规则。②QRS波形态与时限均正常，但发生室内差异性传导或原有束支传导阻滞时，QRS波形态异常。③P波为逆行性（Ⅰ、Ⅱ、aVF导联倒置），常埋藏于QRS波内或位于其终末部分，P波与QRS波保持固定关系。④起始突然，通常由一个房性期前收缩触发，其下传的P-R间期显著延长，随之引起心动过速发作（图3）。

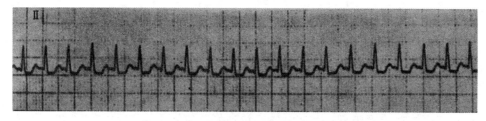

图3　阵发性室上性心动过速

1. 急性发作的处理

颈动脉按摩能使心率突然减慢，终止发作可选以下药物：①维拉帕米静脉注射。②普罗帕酮缓慢静脉推注（室上性心动过速终止则立即停止给药）。以上两种药物都有负性肌力作用，也都有抑制传导系统功能的不良反应，故对有器质性心脏病、心功能不全、缓慢型心律失常的患者应慎用。③腺苷或三磷酸腺苷静脉快速推注，往往在10～40秒能终止心动过速（在用药过程中，要进行心电监护，当室上性心动过速终止或出现明显的心动过缓和/或传导阻滞时应立即停止给药）。④胺碘酮缓慢静脉推注（适用于室上性心动过速伴器质性心脏病、心功能不全者）。

2. 防止发作

发作频繁者，应首选经导管射频消融术以根除治疗，药物有普罗帕酮，必要时配合阿替洛尔或美托洛尔，发作不频繁者不必长年服药。

四、心室扑动与心室颤动

临床特点：包括意识丧失、抽搐、呼吸停顿甚至死亡、听诊心音消失、脉搏触不到、血压亦无法测到。伴随急性心肌梗死发生而不伴泵衰竭或心源性休克的原发性心室颤动，预后较佳，抢救存活率较高，复发率较低。相反，非伴随急性心肌梗死的心室颤动，年内复发率高达 20% ～ 30%。

心室扑动典型的心电图特征：连续而规则、宽大、畸形的 QRS 波，即心室扑动波。QRS 波的时限长，在 0.12 秒以上，QRS 波呈向上向下的波幅似正弦样曲线，与 T 波无法分开，QRS 波之间无等电线。QRS 波频率多在 180 ～ 250 次 / 分，有时可低至 150 次 / 分或高达 300 次 / 分，P 波消失（图 4）。

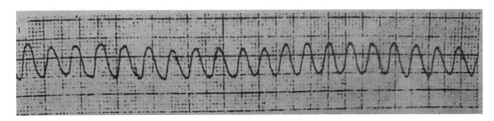

图 4　心室扑动

心室颤动典型的心电图特征：QRS–T 波群完全消失，代之以形态不同、大小各异、间距极不均匀的颤动波（f 波），频率为 250 ～ 500 次 / 分，颤动波之间无等电线（图 5）。

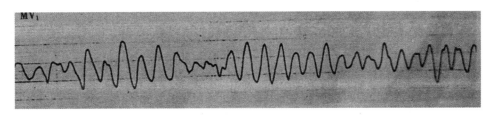

图 5　心室颤动

急救措施

1. 通气与氧供

如果患者自主呼吸没有恢复，应尽早行气管插管，充分通气的目的是纠正低氧血症。院外患者通常用面罩、简易球囊维持通气，院内患者常用呼吸机，需要根据血气分析结果调整呼吸机参数。

2. 电除颤、复律与起搏治疗

如采用双相波电除颤可以选择 150～200J，如使用单相波电除颤应选择360J。第二次及后续的除颤能量应相当，而且可考虑提高能量。一次电击无效应继续胸外按压和人工通气，5 个周期（约 2 分钟）的心肺复苏后再次分析心律，必要时再次除颤。

3. 药物治疗

心脏骤停患者在进行心肺复苏时应尽早开通静脉通道，如果静脉穿刺无法完成，某些复苏药物可经气管给予。

肾上腺素是心肺复苏的首选药物。可用于电击无效的心室颤动及无脉室性心动过速、心脏停搏或无脉性电生理活动。血管升压素也可以作为一线药物。严重低血压可以给予去甲肾上腺素、多巴胺、多巴酚丁胺。

予以 2～3 次除颤加心肺复苏及肾上腺素后，仍然是心室颤动或无脉室性心动过速，考虑给予抗心律失常药，常用药物为胺碘酮，也可考虑用利多卡因。

【中医临床证治】

一、分证论治

1. 心神不宁证

证候：心悸不安，善惊易恐，坐卧不安，失眠多梦，易惊醒，舌苔薄白，脉虚数或结代。

治法：镇惊定志，养心安神。

方药：安神定志丸加减。党参 30g，茯苓 20g，茯神 15g，远志 15g，石菖蒲 15g，龙齿 15g，朱砂 3g（冲服）。

加减：可加酸枣仁、合欢皮各 15g，以养心安神；心气虚可加炙甘草 15g，人参 10g，益气养心；兼见心阳不振，加桂枝 10g，附子 15g，以温通心阳；兼心气郁结、心悸烦闷，加柴胡、郁金、合欢皮各 10g，疏肝解郁。

2. 气血不足证

证候：心悸气短，动则加重，眩晕倦怠乏力，失眠健忘，面色无华，食少纳果，舌质淡，苔薄白，脉细弱。

治法：补血养心，益气安神。

方药：归脾汤加减。黄芪 30g，当归 15g，党参 15g，茯神 15g，酸枣仁 30g，龙眼肉 15g，远志 10g，川芎 15g，白术 15g，木香 10g，炙甘草 15g。

加减：气虚血少，血不养心，宜用炙甘草汤益气养血，滋阴复脉；兼阳虚而汗出肢冷，加附子 15g，煅龙骨 20g；兼阴虚，加生地黄、麦冬、玉竹各 15g。

3. 阴虚火旺证

证候：心悸不宁，心烦少寐，头晕目眩，手足心热，耳鸣腰酸，舌质红，苔少，脉细数。

治法：滋阴清火，养心安神。

方药：天王补心丹加减。生地黄 12g，玄参 15g，天冬 15g，麦冬 15g，酸枣仁 30g，柏子仁 15g，党参 15g，茯苓 15g，当归 15g，五味子 15g，远志 10g，桔梗 10g，丹参 10g。

加减：如虚烦咽燥，口干口苦等热象较显著，用朱砂安神丸养阴清热；心悸不安者，加生龙骨 30g，生牡蛎 30g，珍珠母 30g，以镇心安神；心火旺甚，心烦易怒，口苦，口舌生疮者，加连翘 15g，莲子心 10g，栀子 15g，以清泻心火；兼五心烦热，梦遗腰酸者，可合用知柏地黄丸养阴生津。

4. 气阴两虚证

证候：心悸短气，头晕乏力，胸痛胸闷，少气懒言，五心烦热，失眠多梦，舌质红，少苔，脉虚数。

治法：益气养阴，养心安神。

方药：生脉散加减。党参 15g，麦冬 10g，五味子 10g。

加减：心阴亏虚，心烦失眠，加生地黄、连翘、莲子心各 10g，以清心除烦；兼肾阴不足，腰膝酸软，耳鸣目眩者，加何首乌 10g，枸杞子 30g，龟甲 15g，滋肾养阴；兼心脉瘀阻，加丹参 10g，三七粉 3g，活血化瘀。

5. 痰火扰心证

证候：心悸时发时止，胸闷烦躁，失眠多梦，口干口苦，大便秘结，小便黄赤，舌苔黄腻，脉弦滑。

治法：清热化痰，宁心安神。

方药：黄连温胆汤加减。黄连 10g，半夏 15g，竹茹 15g，枳实 15g，陈皮 15g，茯苓 20g，甘草 10g，生姜 5 片，大枣 1 枚。

加减：热象明显者，加黄芩、栀子各 15g，以清心泻火；惊悸不安者，加珍珠母 10g，生龙齿 20g，生牡蛎 20g，镇心安神；火郁伤阴，加生地黄、麦冬、玉竹各 15g，养阴清热。

6. 心脉瘀阻证

证候：心悸不安，胸闷不舒，心痛时作，唇甲青紫或有瘀斑，脉涩或结代。

治法：活血化瘀，理气通络。

方药：桃仁红花煎加减。桃仁 15g，当归 15g，红花 10g，香附 15g，延胡索 10g，赤芍 10g，川芎 10g，乳香 5g，丹参 10g，生地黄 10g。

加减：有热者，加酒炒大黄 10g；兼寒者，加肉桂、熟艾叶各 10g。

7. 心阳不振证

证候：心悸不安，胸闷气短，面色苍白，形寒肢冷，舌质淡白，脉虚弱或细。

治法：温补心阳，安神定悸。

方药：参附汤合桂枝甘草龙骨牡蛎汤加减。人参 15g，附子 15g（先煎），桂枝 10g，龙骨 20g，牡蛎 20g，炙甘草 15g。

加减：兼伤阴者，加麦冬、玉竹、五味子各 10g，养阴生津。

二、针灸治疗

1. 体针疗法

取膻中、神门（双侧）、足三里、内关、照海。胸闷胸痛者配膻中、心俞、阴陵泉；心悸者配足三里、神门；短气者配足三里、气海；失眠者配四神聪、太溪。

2. 耳针疗法

主穴：心、小肠、胸、皮质下、降率。

配穴：神门、枕、小肠。

针法：每次选 2 穴或 3 穴，中强度刺激，留针 30 ～ 60 分钟，留针期间行针 2 ～ 3 次，每日 1 次，重者 2 次。亦可用埋针法或耳穴压豆法。

3. 穴位注射

取穴：内关、足三里、三阴交、神门。

方法：可用去氧肾上腺素 1mg，或甲氧胺 20mg，或地高辛 0.5mg，于 1 ～ 2 个主穴分别注射；还可用利多卡因 100mg 或苯妥英钠 100mg 行穴位注射。

三、常用中药制剂

1. 参松养心胶囊

功效：益气养阴，活血通络。

适用于气阴两虚、心络瘀阻引起的冠心病室性早搏。每次 2 ～ 4 粒，每日 3 次。

2. 天王补心丹

功效：养阴清热。

适用于阴虚火旺型心律失常。每次 3g，每日 3 次。

3. 生脉注射液

功效：益气养阴。

适用于气阴两虚之心悸。每次 40mL，稀释后静脉注射，每日 1 次。

4. 复方丹参滴丸

功效：活血化瘀，理气止痛。

适用于气滞血瘀型心悸。口服或舌下含服，每次 10 粒，每日 3 次。

5. 稳心颗粒

功效：益气养阴，复脉定悸，活血化瘀。

适用于气阴两虚兼心脉瘀阻所致的心悸。开水冲服，每次 1 袋，每日 3 次。

第二节　缓慢性心律失常

临床特点：二度房室阻滞可引起心搏脱漏，可有心悸症状，也可无症状。三度房室阻滞的症状取决于心室率的快慢与伴随病变，症状包括疲倦乏力、头晕、晕厥、心绞痛、心力衰竭。病窦综合征可出现与心动过缓有关的心、脑等器官供血不足的症状，如发作性头晕、黑矇、心悸、乏力和运动耐力下降等。房室阻滞因心室率过慢导致脑缺血，患者可出现暂时性意识丧失，甚至抽搐，称为 Adams-Stokes 综合征，严重者可致猝死。

一、二度Ⅰ型房室传导阻滞

心电图特征：①P波规律出现。②P-R间期逐渐延长，直到P波下传受阻，脱漏1个QRS波群。最常见的房室传导比例为3∶2和5∶4。在大多数情况下，阻滞位于房室结，QRS波群正常，二度Ⅰ型房室传导阻滞很少发展为三度房室传导阻滞（图6）。

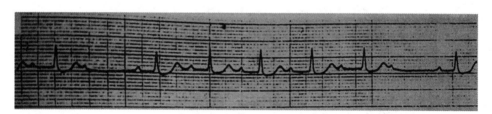

图6　二度Ⅰ型房室传导阻滞

二、二度Ⅱ型房室传导阻滞

心电图特征：P-R间期恒定，部分P波后无QRS波群。如QRS波群正常，阻滞可能位于房室结内；若QRS波群增宽，形态异常时，阻滞位于希氏束 – 浦肯野系统（图7）。

2∶1房室传导阻滞可能属Ⅰ型或Ⅱ型房室传导阻滞。QRS波正常者，可能为Ⅰ型，传导阻滞，部位在房室结，并且观察到2∶1房室传导阻滞变成

3：2房室传导阻滞时，第二个心动周期之P-R间期延长者，可确诊为Ⅰ型房室传导阻滞。当QRS波呈束支传导阻滞图形时，须行心电生理检查，才能确定阻滞部位。

二度房室传导阻滞中，连续两个或两个以上的P波不能下传至心室者常称为高度房室传导阻滞。

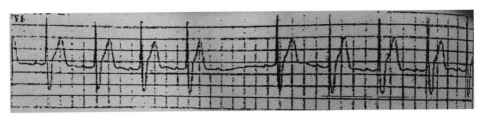

图7　二度Ⅱ型房室传导阻滞

三、三度房室传导阻滞

心电图特征：①P波与QRS波群各自成节律、互不相关。②心房率快于心室率，心房冲动来自窦房结或异位心房节律（房性心动过速、扑动或颤动）。③心室起搏点通常在阻滞部位稍下方。如位于希氏束及其近邻部位，心室率为40～60次/分，QRS波群正常，心律亦较稳定；如位于室内传导系统的远端，心室率可低至40次/分以下，QRS波群增宽，心室律亦常不稳定（图8）。

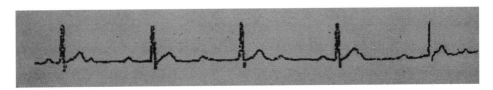

图8　三度房室传导阻滞

四、病窦综合征

心电图特征：①非药物引起的持续而显著的窦性心动过缓（50次/分以下）。②窦性停搏或窦性静止与窦房传导阻滞。③窦房传导阻滞与房室传导阻滞并存。④心动过缓-心动过速综合征（bradycardia-tachycardia syndrome），简称慢－快综合征，是指心动过缓与房性快速型心律失常（心房扑动、心房颤动或房性心动过速）交替发作。

治疗：应针对不同的病因进行治疗。二度Ⅰ型房室传导阻滞心室率不太慢者，无须特殊治疗。二度Ⅱ型与三度房室传导阻滞如心室率显著减慢，伴有明显症状或血流动力学障碍，甚至 Adams-Stokes 综合征发作者，应给予起搏治疗。对于病窦综合征，若患者无心动过缓相关的症状，可定期观察，暂不必治疗。对于有症状的病态窦房结综合征患者，应接受起搏器治疗。应用起搏器治疗后，患者仍有心动过速发作，可同时应用抗心律失常药物。此外，由于慢－快综合征患者合并心房扑动或心房颤动，使血栓栓塞发生率增高，因此应考虑抗栓治疗。

阿托品（0.5～2.0mg，静脉注射）可提高房室传导阻滞的心率，适用于阻滞位于房室结的患者。异丙肾上腺素（1～4μg/min，静脉注射）适用于任何部位的房室传导阻滞，但应用于急性心肌梗死时应十分慎重，因可能导致严重室性心律失常。以上药物使用超过数天，往往效果不佳且易发生严重的不良反应，仅适用于无心脏起搏条件的应急情况。因此，对于症状明显、心室率缓慢者，应及早给予临时性或永久性心脏起搏治疗。

【中医临床证治】

一、分证论治

1. 心阳不足证

证候：心悸气短，动则加剧，或猝然晕倒，汗出乏力，面色苍白伴形寒肢冷，舌淡苔白，脉虚弱或沉细而迟。

治法：温补心阳，通脉定悸。

方药：人参四逆汤合桂枝甘草龙骨牡蛎汤加减。附子 15g，干姜 20g，人参 15g，炙甘草 30g，桂枝 10g，龙骨 20g，牡蛎 20g。

加减：伴瘀血者，加丹参 10g，赤芍 10g，红花 15g，以活血化瘀；兼水肿者，加泽泻 15g，车前子 15g，益母草 10g，活血利水；气虚者，加黄芪 20g，益气健脾。

2. 心肾阳虚证

证候：心悸不安，胸闷气短，动则加剧，面色苍白，气短易汗，形寒肢冷，腰膝酸软，小便清长，下肢浮肿，舌质淡胖，脉沉迟。

治法：温补心肾，温阳利水。

方药：参附汤合真武汤加减。人参 15g，附子 15g（先煎），茯苓 15g，白术 10g，生姜 15g，白芍 15g。

加减：气虚者，加黄芪 30g，山药 15g，益气；心血瘀阻者，加丹参、红花、益母草各 10g，活血化瘀；阳虚为主，无水肿者，亦可合用右归丸温补肾阳。

3. 气阴两虚证

证候：心悸气短，倦怠乏力，头晕目眩，失眠多梦，口干，自汗盗汗，五心烦热，舌质淡红少津，脉虚弱或结代。

治法：益气养阴，养心安神。

方药：炙甘草汤加减。炙甘草 30g，生地黄 15g，党参 15g，大枣 10 枚，阿胶 10g，麦冬 15g，胡麻仁 15g，桂枝 10g，生姜 15g。

加减：阴虚明显，加天冬、黄精各 10g 养阴生津；兼有痰湿，加瓜蒌 15g，半夏 15g，竹茹 10g，胆南星 10g，以化痰除湿。

4. 痰浊阻滞证

证候：心悸时发时止，心胸痞闷胀满，痰多，食少腹胀，或有恶心呕吐，舌苔白腻或滑腻，脉弦滑。

治法：理气化痰，宁心通脉。

方药：涤痰汤加减。茯苓 15g，党参 15g，甘草 10g，陈皮 15g，胆南星 20g，半夏 15g，竹茹 10g，枳实 15g，石菖蒲 15g。

加减：兼瘀血，加丹参 10g，红花 10g，水蛭 3g，活血化瘀；兼见脾虚者，加白术 10g，麦芽 15g，砂仁 10g，益气醒脾；痰浊化热者，改用黄连温胆汤清热化痰。

5. 心脉痹阻证

证候：心悸，胸闷憋气，心痛时作，痛如针刺，或形寒肢冷，舌质暗或有瘀点瘀斑，脉虚或结代。

治法：活血化瘀，理气通络。

方药：血府逐瘀汤加减。生地黄 15g，桃仁 20g，红花 15g，当归 15g，川芎 10g，赤芍 10g，柴胡 15g，枳壳 10g，桔梗 10g，牛膝 15g，甘草 10g。

加减：气滞明显加郁金、枳实各 10g，以理气宽胸；兼气虚，加黄芪 20g，党参 15g；兼血虚，加枸杞子、熟地黄各 15g；兼阴虚，加麦冬、玉竹各 10g；兼阳虚，加附子 15g，肉桂 10g；胸痛甚，加乳香 5g，没药 5g，蒲黄 10g，三七粉 3g，以祛瘀止痛。

二、针灸治疗

1. 体针疗法

以内关、膻中、郄门、神门为主穴；心肾阳虚配命门；痰湿壅塞配双侧丰隆；心气虚配心俞、通里；心血虚配脾俞、灸足三里；瘀血刺百会、血海、双侧膈俞，用平补平泻手法，加灸气海；善惊加大陵；心胆气虚加肝俞、胆俞；心脾两虚加公孙；心肾不交加太溪；心血瘀阻加曲池、血海；水饮凌心加阴陵泉、膻中；心阳亏虚加气海、关元、百会。

2. 耳针疗法

取穴：主穴有心、交感、肾上腺、胸、皮质下。

针法：每次选 2～3 穴，中强度刺激，留针 30～60 分钟，留针间行针 2～3 次，每日 1 次，重者 2 次。亦可用埋针法或耳穴压豆法。

3. 穴位注射

取穴：内关、膻中、关元、心俞。

方法：可用阿托品注射液 1～3mg，或盐酸消旋山莨菪碱注射液 10～20mg，选主穴 2 个，分别注入穴内，每天 1～2 次。每次可选主穴 1～2 个，轮流应用，如效果不佳，可酌加配穴 1～2 个，同时进行。

三、常用中药制剂

1. 心宝丸

功效：温阳通脉。

适用于各种缓慢性心律失常、心功能不全患者。每次 5～10 粒，每日 3 次。

2. 血府逐瘀口服液

功效：活血化瘀。

适用于心血瘀阻型心律失常者。每次 10mL，每日 3 次。

3. 参附注射液

功效：温阳益气。

适用于阳气亏虚型心律失常者。每次 40mL，每日 1 次，静脉注射。

【名中医经验荟萃】

一、邓铁涛

邓铁涛从事中医医疗、教学与科研工作 60 多年，对冠状动脉粥样硬化性心脏病、高血压病、心律失常、中风及急危重症的抢救等，积累了丰富的诊疗经验，邓老 90 多岁高龄时，仍然亲自参加临床实践，不断探索临床新领域，开展心脏围手术期的中医药治疗研究，大大提高了心脏病患者对手术的适应能力，促进了术后恢复。

邓老创立了调脾护心法治疗心悸，他认为心悸是本虚标实之证，正虚（心气虚和心阴虚）是本病的内因，痰与瘀是本病的继发因素。气虚、阴虚、痰浊、血瘀是心悸的主要病机。一般来说心悸以气虚（阳虚）而兼痰浊者为多见，当疾病到了中后期，或心肌梗死的患者，则以心阳（阴）虚兼血瘀或兼痰瘀为多见。治疗上，邓老强调以心脾相关、痰瘀相关理论为指导，临床上运用调脾护心、补气除痰法治疗心悸，每获良效。

1. 心悸（冠心病）

邓老认为，冠心病心律失常为本虚标实之证。以心阴心阳虚为本，以痰瘀闭阻为标，广东地处南方潮湿之地。以心气（阳）虚兼痰者多见，气为血帅，心气不足，则血脉运行失调，兼以痰瘀扰心，故心中怵惕，导致期前收缩等心律失常。方药：温胆汤去生姜加党参。橘红6g，法半夏10g，茯苓12g，甘草5g，枳壳6g，竹茹10g，党参24g，丹参12g，珍珠粉10g。功效：益气安心、化痰行瘀。主治心律失常属气虚痰瘀者。症见心悸动，气短，胸闷，善太息，精神差，舌质胖嫩，舌边见齿痕，脉弱或虚大。或同时兼舌苔浊腻、脉滑或弦。

方中用党参补气扶正、半夏降逆化痰为君；竹茹化痰除烦宁心为臣；橘红理气化痰、降逆消痞，茯苓健脾渗湿，丹参活血化瘀，枳壳宽中又不破气伤正，珍珠粉安神宁心，共为佐；使以甘草调和诸药。共奏益气安心、化痰行瘀之功。气虚甚加黄芪、白术或人参；偏虚寒去竹茹加桂枝或桂心；兼瘀者加失笑散或三七粉；心阴虚兼痰者以生脉散合温胆汤；兼瘀者加红花或三七粉；以上两类型兼高血压者，加草决明、钩藤、牛膝、川芎、代赭石、杜仲；兼高脂血症者，酌加草决明、山楂、何首乌、布渣叶之属；若心阴阳俱虚且兼痰瘀者，酌情合并使用上述方剂加减化裁；心肌梗死合并心律失常者，多属痰瘀闭阻而兼虚，当以治标为主，加养心安神之品随症加减。

2. 心悸（风湿性心脏病）

邓老认为，风湿性心脏病以心之阳气（或兼心阴）亏虚为本，血瘀、风、痰湿为标；心病为本，他脏（脾、肾、肝、肺）之病为标。慢性风湿性心脏病以阴阳两虚和瘀者多见，心之阴阳气血亏虚，瘀阻心脉。心失所养，故见悸动不宁。治疗宜标本同治、攻补兼施，更需要调理脾胃，调脾护心，益气除痰祛瘀。方以炙甘草汤加减，药用炙甘草12g，党参15g，干地黄30g，桂枝9g，阿胶6g，麦冬、火麻仁各10g，大枣5g，珍珠粉、蒲黄、五灵脂各10g。功效：双补气血，养心安神，化瘀通脉。主治风湿性心脏病阴阳俱虚夹瘀之心悸，症见心悸动，体羸气短，面色黧黑，精神差，舌质胖嫩，舌边见齿痕，脉弱或虚大或结代。

方中炙甘草、党参、大枣益气以补心脾，调脾护心，生地黄、麦冬、阿胶、火麻仁甘润滋阴、养心补血，桂枝通阳复脉，珍珠粉养心安神，蒲黄、五灵脂化瘀通脉。共奏气血双补、养心安神、化瘀通脉之功。

二、李介鸣

李介鸣主张中西医结合，临证强调以中医辨证为主，同时参考西医学检测手段和诊断，将其有机结合到中医的辨证论治中来。在临床方面，对于冠心病的治疗有深入的研究。

李老认为心律失常从临床表现及体征看，多属中医学"心悸""怔忡"等范畴。就中医脉诊言，属于数、促、结、代、迟等脉象。治疗上由于辨证不同，治法与药物也颇多。李老认为法则过多，不利于观察病情及提高疗效，他根据多年临床经验，提炼出治疗心律失常的有效方药。对于快速型心律失常，治疗时主要从三方面入手：一为重镇，二为养心，三为调气血。以炙甘草汤、归脾汤、生脉散三方加减化裁，取名调心整律汤，具体药物为生龙骨、生牡蛎各 24g，炙甘草 12g，茯苓 20g，生地黄 20g，太子参 15g，麦冬 12g，五味子 10g，当归 15g，炒酸枣仁 12g，远志 12g，琥珀粉 3g（分冲）。对于缓慢型心律失常，治疗上从两方面入手：一是温阳，二是调气血。方以麻黄附子细辛汤、保元汤、生脉散三方加减化裁，取名为温阳益气复脉汤，具体药物为人参 15g，黄芪 20g，北细辛 6～15g，制附子 10g，炙麻黄 6g，麦冬 12g，丹参 18g，五味子 12g，桂枝 10g，甘草 10g。

对于因器质性心脏病引起的心律失常，李老则在以上法则基础上，结合西医辨病，进行加减用药。如冠心病心绞痛，加延胡索、生蒲黄、檀香活血行气；胸闷憋气加瓜蒌、薤白以宣痹通阳，或加郁金解郁理气；高血压或头晕加石菖蒲、磁石开窍通阳；风湿性心脏病加熟地黄、山茱萸、黄芪、玉竹补益气血。

第八章　心脏骤停

【概述】

心脏骤停（cardiac arrest）是指在未能预计的情况下心脏突然停止搏动，从而导致有效的心脏射血功能突然终止，引起重要器官（如心、脑、肾等脏器）严重的缺血缺氧，如不及时抢救将导致生命终止。80%以上的心脏骤停发生在院外，它是全世界范围内引起患者死亡的主要原因之一。统计数据显示，我国每年死于心脏骤停的人数达75万。

老年人院外心脏骤停的病因复杂，自主循环恢复成功率很低，急诊应重点关注有心脏骤停预警症状的老年人。目击者心肺复苏、早期呼救"120"及电除颤均有助于提高老年院外心脏骤停患者的自主循环恢复成功率。导致老年人院外心脏骤停的病因主要包括心源性疾病、呼吸系统疾病、窒息等，其中心源性疾病最为常见，包括既往有心力衰竭、冠心病、心律失常和近6周内有反复胸闷胸痛病史等。因此老年人院外心脏骤停具有很强的突发性和不可预测性，常失去紧急救治的机会，自主循环恢复的成功率仅为8.3%。此外，窒息也是老年院外心脏骤停较为常见的原因之一，老年人伴发脑血管病、痴呆、小脑萎缩等相关疾病后，吞咽功能出现严重衰退，进食过程中较易发生误吸，合并多种慢性病的老人伴发呼吸道感染时，咳嗽反射和气道保护功能下降时，痰液的堵塞也是导致窒息的常见原因之一，因此老年人的气道保护和加强护理对于防范窒息的发生是十分重要的。

心脏骤停可归属于中医学"厥脱"的范畴。其中"厥"和"脱"又为两种不同的疾病。厥病，主要指各种原因导致的气机逆乱，升降乖戾，阴阳之气不相顺接，而表现以晕厥不识人为主症，或伴肢体厥冷的多种神志蒙闭病变。《伤寒论·辨厥阴病脉证并治》指出："凡厥者，阴阳气不相顺接，便为厥。厥者，手足逆冷者是也。"脱病，指脏气衰败，精血、阴液、阳气等消耗殆尽，阴阳相离，生命垂危的一类危重病变。脱，亡也，虚而脱也，主指阴津阳气等的亡失；绝，竭也，衰而竭也，主指脏气衰竭。然脏气衰绝必导致阳气阴血消亡，阴血阳气消亡则脏气必败，故脱、绝、衰可以通称，实属一类病变。《灵枢·决气》有精脱、气脱、津脱、液脱、血脱、脉脱等名，且《内经》《伤寒论》等书在论"厥"中已包含某些脱病，如《素问·缪刺论》所指尸厥，实属脱病性质。《说文解字》曰："绝，断丝也。"故"绝"有断绝、衰败等义。但临床上"厥"和"脱"往往同时出现，故一并论之。

【病因病机】

厥、脱皆为疾病概念，均属危重病变，但二者病因病机有所不同。厥类疾病的病性偏实，多因邪气侵袭、气机郁滞、血瘀血逆、痰浊蒙闭、邪毒袭脑等导致，病机为阴阳失调，气血逆乱，以昏厥不省人事为主症。脱病类疾病的病性偏虚，一般是因脏气衰竭、精血亡脱所致，以面色苍白、气微、脉绝等为主症，或有烦躁或神情淡漠，甚至神识昏厥的表现。然而邪盛必然伤正，正衰可致邪留，故厥、脱病变又可以并存。如厥病之末可转变或合并脱病，当临床上出现厥、脱的表现共存时，可对疾病作出复合诊断。

【西医诊断标准或分类标准】

主症：①意识丧失。②颈动脉、股动脉等大动脉搏动消失，心音消失。③叹息样呼吸或呼吸停止。

次症：瞳孔散大，对光反射减弱以至消失。

心电图表现：①心室颤动或扑动，约占91%。②心电机械分离，有宽而畸形、低振幅的QRS波，频率20～30次/分，不产生心肌机械性收缩。③心室静止，呈无电波的一条直线，或仅见心房波。心室颤动超过4分钟仍未复律，几乎均转为心室静止。

【急救措施】

1. 针灸

针刺水沟、劳宫或涌泉等穴位。

2. 口服中药

口服独参汤或参附汤。

3. 注射液

（1）参麦注射液：静脉注射，一次 40 ～ 100mL，用 5% 葡萄糖注射液 250 ～ 500mL 稀释后应用，每日 1 次。

（2）参附注射液：静脉注射，一次 40 ～ 100mL，用 5% 或 10% 葡萄糖注射液 250 ～ 500mL 稀释后使用，每日 1 次。

4. 西医治疗

对心脏骤停的患者，目前主要是通过心肺复苏（cardiopulmonary resuscitation，CPR）进行救治。CPR 是针对心脏骤停而采取的一系列救治措施，以建立有效的血液循环，提高心输出量，保护心脑等重要器官。尽早进行 CPR 和除颤是院外心脏骤停患者急救中非常关键的两个步骤，对于患者的自主循环恢复及抢救成功与否起着至关重要的作用。心脏骤停开始的 6 分钟内是患者心肺复苏的黄金时间，超过 6 分钟，患者的脑细胞便开始出现不可逆的死亡，因此心肺复苏必须争分夺秒。

复苏后的心脏骤停患者心肌功能在复苏后 4 ～ 7 小时不健全，需要数天才能完全恢复，在这一期间采用体外心肺复苏开展机械循环辅助治疗，能够有效恢复患者的心脏收缩和舒张功能，有效防止患者再次发生心脏骤停。心肺复苏过程中每分钟胸外按压次数和胸外按压质量对患者能否恢复自主循环及存活后是否具有良好的神经系统功能非常重要。每分钟实际胸外按压次数由胸外按压速率及按压中断次数和持续时间决定。

心肺复苏是一个复杂的过程，需对每个环节进行综合质量控制和提升才能最终提高抢救水平。区分院内心脏骤停和院外心脏骤停，对生存链的概念进行细化。院内心脏骤停生存链分为5环4步，5环是监测与预防，识别与呼叫，高质量CPR，早除颤，高生命支持与骤停后治疗。4步是一线急救，二线团队急救，导管室，重症监护室。院外心脏骤停生存链分为5环5步，5环是识别与呼叫，高质量CPR，早除颤，基础与高级院前急救，高级生命支持与骤停后治疗。5步是民众急救者，院前急救组，急诊科，重症监护室。

基础心肺复苏程序：①即刻识别与呼叫经急救医疗服务（emergency medical services，EMS）：旁观者发现无反应成人时，应立即呼叫当地急救中心。医务人员发现无反应患者时，应请邻近人帮助呼叫急救系统，医务人员应立即进行抢救，同时评估患者呼吸与脉搏。推荐急救调度员在得知事件发生地址后，就要确定患者有无反应、呼吸异常。如患者无反应、无呼吸或异常呼吸，急救调度员推断患者心脏骤停是合理的。应教育急救调度员识别无反应、呼吸异常及叹气样呼吸的临床表现。②检查脉搏：医务人员检查脉搏的时间不应超过10秒，以不延误胸外按压为度。理想的是，检查脉搏的同时检查有无呼吸及叹气样呼吸，以缩短检查心脏骤停时间，尽快开始CPR。民众急救者不检查脉搏。③早CPR：识别心脏骤停后尽快开始胸外按压。急救者先胸外按压再人工呼吸（C–A–B），人工循环（Circulation，C），开放气道（Airway，A），人工呼吸（Breathing，B）。成人心脏骤停给予的按压 – 通气比为30：2。施救者应以≥5cm深度对普通成人实施胸部按压，同时避免胸部按压深度＞6cm，100～120次/分钟的胸外按压。④体外自动除颤器（automated external defibrillator，AED）早期除颤：呼叫院前急救中心后，单人急救者取AED，回到患者身边，使用AED除颤，并给予CPR。

基础心肺复苏程序

程序	未培训的急救员	经培训的急救员	医务人员
1	确保现场安全	确保现场安全	确保现场安全
2	检查反应	检查反应	检查反应
3	呼叫邻近人帮助，拨打"120"电话	呼叫邻近人帮助，并呼叫急救医疗服务系统（120急救）。如有几位急救员，尽可能确保在患者旁拨打急救电话	呼叫邻近人帮助呼叫复苏组，及时呼叫复苏组或检查呼吸与脉搏后呼叫复苏组

程序	未培训的急救员	经培训的急救员	医务人员
4	遵调度员指令	如无呼吸或仅叹气样呼吸，如仅1位急救员，开始心肺复苏	检查无呼吸与检查脉搏（同时）。呼叫与取体外自动除颤器急救器械，由1名医务人员去取或第2位人员送来，检查无正常呼吸与无正常脉搏后确认心脏骤停，应立即去做，不得延迟
5	遵调度员指令，如无呼吸或叹气样呼吸	回答调度员问题，并遵调度员指令急救	即刻开始心肺复苏，有条件时除颤
6	遵调度员指令	如1位急救员，可派第2位急救员取体外自动除颤器	第2位医务人员到达后，给予2人心肺复苏并使用体外自动除颤器

5. 抗心律失常药物应用

（1）胺碘酮：心搏骤停的成年患者心肺复苏过程中使用抗心律失常药物推荐胺碘酮。对电除颤难复律性心室颤动（VF）或无脉性室性心动过速（pVT）可考虑使用胺碘。

（2）镁剂：不常规推荐镁剂用于成年人心搏骤停，患者尖端扭转型室性心动过速可考虑使用镁剂抗顽固性 VF/pTV 抗心律失常。

（3）β受体阻滞剂：β受体阻滞剂能抑制儿茶酚胺活性，降低心律失常风险，同时能稳定细胞膜，减少缺血损伤，建议尽早开始或继续口服或静脉注射β受体阻滞剂。

（4）利多卡因：若无禁忌证，当复发性 VF/pVT 的治疗可能具有挑战性的时候，可以在特定情况下（例如在急救医疗服务转运期间）考虑预防性使用利多卡因。对心脏骤停成年患者进行常规推荐。

抗心律失常药在复苏过程中的应用

不同时期的药物选择		是否使用
在复苏期间	胺碘酮/利多卡因	均可使用，及时给药效果更佳
自主循环恢复后（＜1小时）	β受体阻滞剂	使用
	利多卡因	使用

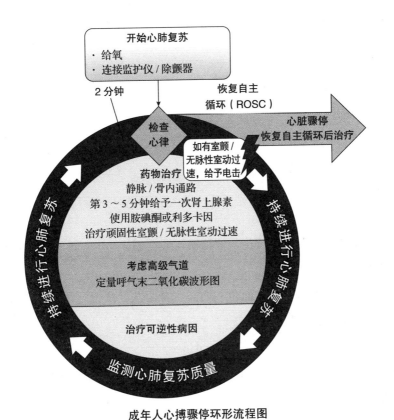

成年人心搏骤停环形流程图

【中医临床证治】

一、辨证论治

（一）辨证要点

　　机体在出血或剧烈吐泻、发汗过甚，或严重创伤，或外感邪毒炽盛，或气机失常、气血壅滞，或过敏反应等剧烈的致病因素作用下，阴阳气血可骤然发生严重失调。大量失血或剧烈吐泻，可导致津伤血脱；伤津过甚，气不化津，津不化气，也可导致气随血（津）脱；气脱阳微，阳微寒甚之极，可出现亡阳的危重证候；血脱津伤之极，导致阴液衰亡，也可出现亡阴的危重证候。阴阳之根本在于肾，阴阳平衡调济在于心肾，故厥脱的病变复杂，病变影响遍及五脏六腑，但关键所在还是心肾。

（二）分证论治

1. 气脱证

证候：骤然发生面色苍白或青灰，四肢厥冷，汗多神疲，气促息微，口淡不甚渴饮，小便色清量少。舌淡，脉细弱。

治法：补气固脱。

方药：独参汤。人参60g。

加减：汗多难止者，加黄芪、糯稻根、煅牡蛎。

2. 血脱证

证候：多发于失血之后，面色苍白，头晕眼花，汗出，烦躁，心悸，口干口渴。舌淡而干，脉细数或芤大。

治法：摄血固脱。

方药：独参汤加味。人参10g，炙黄芪30g，阿胶15g（烊化）。煎水候稍冷，频服。

加减：若有柏油样便者，加紫珠草、岗稔根、地稔根；吐血、咳血者，加仙鹤草。

3. 亡阴证

证候：大汗淋漓，烦躁不安，面色潮红，口渴咽干，尿少。舌红干，脉细数无力。

治法：益气救阴固脱。

方药：生脉散加味。西洋参15g，麦冬15g，五味子10g，枳实10g，生地黄30g。

加减：发热气粗者，加石膏、西瓜翠衣、天花粉。

4. 亡阳证

证候：大汗淋漓，身凉肢冷，面色苍白，神情淡漠，气息微弱，口淡不渴。舌淡润，脉微欲绝。

治法：回阳救逆固脱。

方药：参附汤加味。红参 15g，熟附子 12g（先煎），炮姜 10g，大枣 6 枚，当归 12g，桂枝 10g，细辛 3g，通草 8g。

加减：面红身热者，属阴阳俱亡，加麦冬、五味子、生地黄、枳实。

二、针灸治疗

1. 灸法

直接艾灸或悬灸气海、关元、足三里、膻中，每穴 4～5 壮或 20 分钟，适用于亡阳气脱者。直接灸大敦穴 3～5 壮（或隐白穴 1～3 壮），适用于亡阴气脱者。

2. 针法

取左耳肾上腺区配内关穴，持续电针；取水沟、中冲、内关、足三里，针刺并用，间歇刺激手法。

【名中医经验荟萃】

李斯炽认为阳气虚衰则为寒厥，脾胃阳虚，不能运化水饮，则聚液生痰，治法当以扶阳行水为主，并佐以养阴维阳，镇降摄阳，方用参附牡蛎汤加味。药物组成：党参 15g，附片 10g，龙骨 12g，牡蛎 12g，茯苓 18g，白术 12g，麦冬 15g，五味子 6g，白芍 12g。

第九章　高血压急症

【概述】

高血压急症指血压短时间内严重升高〔通常收缩压＞180mmHg 和（或）舒张压＞120mmHg〕并伴发进行性靶器官损害。流行病学研究指出，中国已有 2 亿高血压患者，其中约 1%～2% 的高血压患者会发生高血压急症。高血压急症在临床中有极大的危害，具体表现在发病急，预后差，严重的高血压急症患者 1 年内死亡率可达 50%。研究显示，高血压急症中老年患者首诊多，死亡率高；诱因中停药、不规则服药多；急救用药除血管扩张剂、β 受体阻滞剂、钙离子通道拮抗剂、血管紧张素转化酶抑制剂、利尿剂外，镇静剂也有很好的治疗作用；死亡率与性别无关，心率减慢则可能使死亡率升高。总之，要提高对高血压的认知率、控制率，加强对老年高血压患者的普查，提高治疗依从性。

本病属于中医学"眩晕""薄厥""风头眩""头痛"等范畴。

【病因病机】

1. 病因
七情内伤，饮食不节，外感六淫，劳欲所伤。

2. 病机
气血阴阳虚损为本，风、火、痰、瘀互结为标。

3. 病位
本病病位在脑，病变在肝，根源在肾。病性属本虚标实。

【西医诊断标准或分类标准】

1. 病史

有原发性或继发性高血压的基础病史。

2. 症状

头痛、眩晕、烦躁、恶心呕吐、心悸、气急、视物模糊、昏迷等。

3. 体征

血压明显升高,通常收缩压＞180mmHg和(或)舒张压＞120mmHg。

4. 靶器官损害

高血压急症的靶器官损害主要表现为高血压脑病、急性脑卒中(缺血性、出血性)、急性冠状动脉综合征、急性左心衰竭、主动脉夹层、子痫前期和子痫等。围手术期高血压急症和嗜铬细胞危象也属于高血压急症范畴。

【急救措施】

一、针刺

常选水沟、风池、百会、内关、合谷、丰隆、太冲、十宣、十二井穴等穴位,用泻法,予强刺激,可留针15～20分钟。

二、常用降压药

(1)硝苯地平(心痛定):5～10mg舌下含服,有明显的快速降压作用,由于方法简便,作用肯定,曾经被广泛用于快速降压。

(2)硝酸甘油:每次0.5～1.2mg舌下含服,3～5分钟起效,作用比较肯定,但作用时间短暂,应配合其他药物,注意有极少数人对硝酸甘油敏感,含药后血压过度下降,出现头晕、心慌、大汗等症状。

(3)卡托普利(开博通):舌下含服单次剂量12.5～50mg,约5～15分钟起效，总有效率可达 95%，作用可持续 3 ～ 6 小时，不良反应很少，疗效肯定且不引起心动过速。

三、中成药

清开灵注射液、醒脑静注射液、天麻素注射液、参麦注射液及参附注射液等。

四、西医治疗

高血压急症的血压控制并非越快越好，也并非越低越好，需要在对患者充分评估的基础上，制订个体化的治疗方案，有节奏有目标的降低血压，以下是高血压急症总体的降压目标，针对不同合并症，需要细化并个体化治疗。

降压治疗第一目标：是在 30 ～ 60 分钟将血压降低到一个安全水平。由于患者基础血压水平各异，合并的靶器官损害不一，这一安全水平应根据患者的具体情况决定。除特殊情况外，建议第 1 ～ 2 小时使平均动脉血压迅速下降但不超过 25%。在紧急降压治疗时，应充分认识到血压自身调节的重要性。如果通过治疗血压迅速降低，缩小血管床的自身调节空间，有时可导致组织灌注不足和（或）梗死。

降压治疗第二目标：在达到第一目标后，应放慢降压速度，加用口服降压药，逐步减慢静脉给药的速度，逐渐将血压降低到第二目标。建议给予降压治疗后 2 ～ 6 小时将血压降至约 160/100mmHg，根据患者的具体病情适当调整。

降压治疗第三目标：若第二目标的血压水平可耐受且临床情况稳定，在以后 24 ～ 48 小时逐步降低血压达到正常水平。

（1）一般处理：将患者收入重症监护室，心电监护，开放气道，绝对卧床休息，密切观察生命体征，吸氧，建立静脉通道，减少头部活动等。

（2）紧急降压：①硝普钠是目前治疗高血压急症的首选药，作用强、快速起效。50 ～ 100mg 硝普钠加 500mL 5% 葡萄糖注射液静脉注射，开始剂量 20μg/min，剂量范围在 0.25 ～ 10μg/（kg·min），持续静脉注射时间不宜超过 72 小时。每 5 分钟测量一次血压，视血压情况调节滴速及剂量。②硝酸甘油

25mg 加 500mL 5% 葡萄糖注射液静脉注射，初始剂量为 5 ～ 10μg/min，10 分钟后可根据血压监护调整至 10 ～ 20μg/min。每 5 分钟测量一次血压，视血压情况调节滴速及剂量。③乌拉地尔，首次注射 25mg，后以 6μg/（kg·min）静脉注射。④酚妥拉明，主要用于嗜铬细胞瘤引起的高血压危象，10mg 酚妥拉明加 500mL 5% 葡萄糖注射液静脉注射，滴速为 10 ～ 30 滴 / 分钟，每 5 分钟测量一次血压，视血压情况调节滴速及剂量。

（3）制止抽搐：地西泮注射液 10 ～ 20mg 缓慢静脉注射，必要时半小时后重复注射 1 次。或苯巴比妥 0.2g 肌内注射，或 10% 水合氯醛 20 ～ 30mL 保留灌肠。

（4）治疗脑水肿：① 20% 甘露醇或 25% 山梨醇 125 ～ 250mL 快速静脉注射，4 ～ 6 小时重复应用 1 次。②呋塞米 40 ～ 80mg 加 20 ～ 40mL 5% 葡萄糖注射液静脉注射。③ 50% 葡萄糖注射液 60mL 静脉注射，每 4 ～ 6 小时 1 次，必要时地塞米松 10 ～ 20mg 静脉注射，也可与甘露醇合用。

（5）相关疾病的治疗：①急性主动脉夹层：在保证器官足够灌注的前提下，迅速将主动脉夹层患者的血压降低并使收缩压维持在 100 ～ 120mmHg，心率控制在 ≤ 60 次 / 分钟。药物推荐用 β 受体阻滞剂、非二氢吡啶类钙通道阻滞剂如地尔硫草控制心室率，可联合使用乌拉地尔、拉贝洛尔、硝普钠等静脉降压药物控制血压。

②急性缺血性脑卒中：准备溶栓者或给予其他急性再灌注干预措施时，需要静脉降压药物，将收缩压降至 180mmHg 以下，舒张压降至 110mmHg 以下。不准备溶栓的急性缺血性脑卒中 24 小时内的降压治疗则需谨慎。而对于大面积脑梗死患者也需要行血压管控，管控目标应顾及颅脑外科手术；部分颅骨切除减压术前，管控目标为 180/100mmHg；术后 8 小时内，管控目标收缩压为 140 ～ 160mmHg。降压药物可选择静脉注射拉贝洛尔、尼卡地平、乌拉地尔等。

③急性出血性脑卒中：收缩压在 150 ～ 220mmHg 且没有急性降压治疗禁忌证的脑出血患者，急性期降低收缩压到 140mmHg 是安全的。对于收缩压 > 220mmHg 的脑出血患者，持续静脉注射降压药物进行强化降压，同时严密监测血压可能是比较合理的措施。降压药物可选择快速降压、平稳可控且不增加

颅内压的药物如乌拉地尔、拉贝洛尔等。

④高血压脑病：高血压脑病临床处理的关键是降低血压的同时保证脑灌注，尽量减少对颅内压的影响，在治疗的同时兼顾减轻脑水肿、降低颅内压。高血压脑病降压治疗以静脉给药为主，1 小时内将收缩压降低 20% ～ 25%，血压下降幅度不可超过 50%。降压药物选择拉贝洛尔、乌拉地尔或尼卡地平，硝普钠因可能引起颅内压升高，使用时需要更加谨慎。颅内压明显升高者可加用甘露醇、利尿剂。合并抽搐的高血压脑病患者须同时给予抗惊厥药物。

⑤急性心力衰竭：高血压急症引起急性左心衰竭，常表现为急性肺水肿，为缓解症状和减少充血，应静脉给予血管扩张剂作为初始治疗方案。早期数小时应迅速降压，降压幅度在 25% 以内，推荐血管扩张剂联合利尿剂治疗。药物推荐硝酸酯类、硝普钠、乌拉地尔等。

⑥急性冠状动脉综合征：对于一般人群治疗目标建议血压 < 130/80mmHg，舒张压 > 60mmHg，平均动脉压降至 60 ～ 100mmHg，遵循高血压急症的总体降压节奏。须个体化制定降压目标值，尤其是老年人群。药物推荐首选硝酸酯类如硝酸甘油，可联合应用 β 受体阻滞剂。

⑦围手术期高血压：年龄 ≥ 60 岁的患者，血压控制目标为 < 150/90mmHg；年龄 < 60 岁的患者，血压控制目标为 < 140/90mmHg。糖尿病和慢性肾病患者，血压控制目标为 < 140/90mmHg，术中血压波动幅度不超过基础血压的 30%。药物推荐短效 β 受体阻滞剂如艾司洛尔、乌拉地尔等。

⑧嗜铬细胞瘤：嗜铬细胞瘤降压和术前治疗首选 α 肾上腺素受体阻滞剂如酚妥拉明、乌拉地尔，还可选用硝普钠，如存在心律失常和心动过速，可在 α 受体阻滞剂的基础上加用 β 受体阻滞剂。

⑨急诊应激高血压：急诊患者尤其是急诊重症监护病房（EICU）中的患者，当血压急性升高时，除需寻找靶器官受损的证据并及早判断外，应查找并去除血压急性升高的诱因（焦虑、低氧血症、高碳酸血症、低血糖、急性尿潴留、急慢性疼痛等）。紧急复苏受损靶器官功能并给予支持治疗是 EICU 控制血压急性升高的主要措施。EICU 在纠正血压异常升高的因素后，血压可迅速降低或恢复正常。在诱因未去除的情况下，不应急于使用强效降压药物。在血

压监测的条件下使用可控性高的静脉降压药物如乌拉地尔、尼卡地平、拉贝洛尔等。

⑩子痫前期及子痫的管理：子痫前期患者，需降低血压 ≤ 160/110mmHg。孕妇并发器官功能损伤，则血压应控制在 < 140/90mmHg，不可低于 130/80mmHg。治疗药物首选拉贝洛尔、肼屈嗪。

⑪儿童高血压急症：最初的 6 ~ 8 小时，降压水平不超过 25%，在随后的 24 ~ 48 小时，血压可进一步降低。首选药物为拉贝洛尔、硝普钠，还可选用艾司洛尔、尼卡地平或乌拉地尔。

⑫老年高血压急症：60 岁以上的老年人收缩压应维持在 150mmHg 以下，如能耐受，还可进一步降至 140mmHg 以下，降压速度不宜过快，须遵循高血压急症的总体降压节奏。荟萃分析均提示 80 岁以上老人的降压治疗能降低心脑血管事件，但对于总病死率的影响尚存争议。

【中医临床证治】

一、辨证论治

（一）辨证要点

1. 辨证候虚实

实证者表现为眩晕、头痛、面红、烦躁甚至神昏、昏迷，或呕吐痰涎，甚则抽搐，舌红，苔黄腻，脉弦或滑；虚证者表现为眩晕、头痛、腰膝酸软、五心烦热，舌红苔薄，脉弦细数。

2. 辨标本主次

本病多属本虚标实之证，气血阴阳虚损为本，风、火、痰、瘀互结为标。

（二）分证论治

1. 肝火亢盛证

证候：平素即有头晕、头痛，性情急躁易怒，突发头晕头痛加剧，面红，行走不稳甚至昏迷、不省人事；舌红，苔黄，脉弦。

治法：平肝潜阳泻火。

方药：羚角钩藤汤加减。羚角片 10g，钩藤 20g，霜桑叶 15g，菊花 15g，生地黄 20g，白芍 15g，川贝母 10g，竹茹 20g，茯神木 15g，生甘草 10g。

加减：若患者有抽搐，加全蝎 10g，蜈蚣 5g；有呕血，加水牛角 20g，牡丹皮 10g，白茅根 15g，凉血止血。

2. 阴虚阳亢证

证候：平素即有头晕、头痛，突发头晕头痛加剧，腰膝酸软，五心烦热，甚则昏迷、不省人事，舌红苔薄，脉弦细数。

治法：育阴潜阳。

方药：杞菊地黄丸加减。枸杞子 30g，菊花 10g，熟地黄 20g，酒萸肉 15g，牡丹皮 10g，山药 15g，茯苓 15g，泽泻 10g。

加减：阴虚较盛，舌红少苔，加生地黄 15g，玄参 10g，麦冬 10g，滋补肝肾之阴；头晕头痛较甚，耳鸣目赤口苦，加龙胆草 10g，夏枯草 15g 等清肝泻火；心中烦热，加黄芩 10g，生石膏 10g；心烦失眠，加黄芩 10g，栀子 10g，清心除烦，夜交藤 15g，珍珠母 30g，镇心安神。

3. 痰浊上扰证

证候：平素即有头晕、头痛，痰多泛恶，突然头晕头痛加剧，呕吐痰涎，甚则昏仆；舌淡，苔白腻，脉弦滑。

治法：去痰息风开窍。

方药：涤痰汤加减。天南星 10g，法半夏 20g，枳实 15g，茯苓 15g，化橘红 10g，石菖蒲 10g，人参 10g，竹茹 10g，炙甘草 10g。

加减：头晕头胀，多寐，舌苔腻，加藿香 15g，佩兰 10g，化湿开窍；呕吐频繁加代赭石 30g，降逆止呕；腹胀、纳呆加厚朴 15g，白蔻仁 20g，砂仁 15g，理气化湿健脾。

4. 痰热腑实证

证候：平素过食肥甘厚味，时感头晕、头痛，突然头晕头痛加剧，昏仆，甚则神志不清、喉间痰鸣、抽搐、项强身抖；口臭，大便秘结；舌红，苔黄腻，脉弦滑数。

治法：通腑泄热，化痰醒脑。

方药：桃核承气汤加减。桃仁 10g，大黄 10g，桂枝 10g，芒硝 8g，炙甘草 10g。

加减：若患者头晕较重，则加钩藤 20g，菊花 15g，珍珠母 20g；腑气不通，可合用大柴胡汤；若患者舌质红，烦躁不安，彻夜不眠，属痰热内蕴而又兼有阴虚，可酌情加生地黄 15g，玄参 15g，麦冬 10g，茯神 15g，夜交藤 15g，沙参 10g，育阴安神。

二、针灸治疗

1. 实证

主穴取风池、百会、内关、太冲，若有肝火亢盛症状，加行间、侠溪、太溪；若有痰浊上扰诸症，加中脘、丰隆、公孙、列缺、阴陵泉；痰热腑实加曲池、内庭、丰隆；便秘加水道、归来、丰隆、支沟、照海。

2. 虚证

主穴取风池、百会、肝俞、肾俞、足三里，若有阴虚症状，加太溪；肾精亏虚加志室、悬钟、三阴交。

【名中医经验荟萃】

郑延辰治疗高血压急症案

张某，男，61 岁，退休工人，1999 年 9 月 1 日初诊。

以"烦躁、呕吐、意识模糊、肢体抽搐 1 天"入某医院急症科观察室。患者高血压病史 15 年，治疗不及时，病常反复，半年前曾发"高血压脑病"，住某医院治疗 2 周后缓解出院。家属谓本次发病因繁忙劳累，前日头晕胀痛加剧，两目视物不清，未介意。昨日病情加剧，烦躁不安，时而全身抽搐，意识模糊，恶心呕吐，口臭便干，小便短赤。街道卫生所医生予肌内注射 2 次（药物、剂量不详），疗效不显。诊见患者全身躁动，意识模糊，心率 90

次/分钟，腹微胀，舌暗红，少苔，尖有瘀点，六脉弦实，节律不整。血压210/120mmHg，心电图示窦性心律不齐。

西医诊断：①原发性高血压。②高血压脑病。

中医辨证：瘀阻心脉，胃火上攻，腑气不通。

治以清开灵注射液 60mL 加入 10% 葡萄糖注射液 500mL 静脉注射，每日2 次；心痛定 10mg，美托洛尔 50mg，卡托普利 25mg，口服，每日 3 次。

中药取《伤寒论》桃核承气汤加减：丹参 30g，生大黄 15g，芒硝 15g，生代赭石粉 100g，桃仁 12g，生甘草 12g。每日 1 剂，水煎，分早晚 2 次服。

药后 3 小时血压已下降至 180/100mmHg，神志渐清，大便已通（先干后溏）。第 2 天继予清开灵注射液 2 次、口服药 3 次、中药 1 剂后，患者神志已完全清醒，头晕胀痛减轻，夜间解出稀便 3 次，恶心呕吐止，腹胀满消失，血压 160/100mmHg。嘱其停服中药，清开灵注射液改为静脉注射每日 1 次，口服药改为每日 2 次，连用 1 周。多次测血压皆在 140～150/90～95mmHg。停用清开灵，口服药继续用，并嘱其调情志、适劳逸、常测血压、定期复诊、接受口服降压药科学用药指导。随访半年患者基本情况良好。

第十章　急性冠状动脉综合征

【概述】

急性冠状动脉综合征（acute coronary syndrome，ACS）是冠心病最严重的一种类型，包括 S-T 段抬高型心肌梗死（STEMI）、非 S-T 段抬高型心肌梗死（NSTEMI）及不稳定型心绞痛（UAP），具有发病急、病情发展迅速、预测难度大等特点。冠状动脉粥样硬化不稳定斑块破裂或糜烂导致冠状动脉内血栓形成，被认为是大多数 ACS 发病的主要病理基础，血小板激活在其发病过程中起着非常重要的作用。动脉粥样硬化（Arteriosclerosis，AS）是一种慢性炎症性疾病，是血管壁对各种损伤的一种异常反应，具有经典炎症变性、渗出及增生的特点。据统计显示，我国心血管疾病流行趋势明显加快，导致心血管疾病发病人数明显增加。总体上看，我国心血管疾病患病率及死亡率仍处于上升阶段。目前心血管疾病占居民疾病死亡构成的 40% 以上，为我国居民的首位死因。无论城市或农村、男性或女性，急性心肌梗死死亡率均随年龄的增长而增加，40 岁开始显著上升，其递增趋势近似于指数关系。

老年患者作为心血管疾病的主要人群，占 ACS 患者的 70% 以上。高龄人群常存在免疫功能低下、合并多种基础疾病、住院时间长等特点，医院感染的发生率与年龄增长呈正相关，是年轻人的 4 倍，使短期及长期预后面临十分严峻的挑战。老年人的慢性共病问题也随着年龄增长越发严重，约 91.36% 的老年住院患者存在 2 种以上的共存病，缺血性心脏病、肺部感染、恶性肿瘤位居死亡原因的前 3 位。

老年急性冠状动脉综合征患者是医院感染的易感人群，危险因素较多，有针对性地对老年患者进行干预，有助于降低死亡率。

中医学并无急性冠状动脉综合征之名，据其临床特点，将之归于"胸痹心痛""真心痛"范畴。

【病因病机】

胸痹、心痛的发生多与寒邪内侵、饮食失节、情志失调、劳倦内伤、年迈体虚等因素有关。其病机有虚实两方面，实为寒凝、血瘀、气滞、痰浊痹阻胸阳，阻滞心脉；虚为气虚、阴伤、阳衰，肺、脾、肝、肾亏虚，心脉失养。在本病的形成和发展过程中，大多因实致虚，亦有因虚致实者。总属心脉瘀阻不畅，发为心痛。

一、病因

1. 寒邪内侵

寒邪侵袭，胸阳被遏，气滞血凝，发为本病。《素问·调经论》曰："寒气积于胸中而不泻，不泻则温气去，寒独留，则血凝泣，凝则脉不通。"《医学正传·胃脘痛》言："有真心痛者，大寒触犯心君。"素体胸阳不足，阴寒之邪乘虚侵袭，亦成胸痹心痛。诚如《医门法律·中寒门》所说："胸痹心痛，然总因阳虚，故阴得乘之。"《类证治裁·胸痹论治》亦认为："胸痹，胸中阳微不运，久则阴乘阳位，而为痹结也。"

2. 饮食不节

恣食肥甘厚味，或嗜烟酒，以致脾胃受伤，运化失健，聚湿生痰，上犯心胸清旷之域，胸阳不展，气机不畅，心脉痹阻，而成胸痹心痛。如痰浊留恋日久，痰阻血瘀，亦成本病。

3. 情志失调

忧思伤脾，脾运失健，痰浊内生；郁怒伤肝，肝郁气滞，甚则气郁化火。痰阻气滞，胸阳不展，气机不畅，心脉痹阻，而成胸痹心痛。

4. 劳逸失调

劳倦伤脾，运化失职，气血生化乏源，无以濡养心脉，拘急而痛。或积劳伤阳，心肾阳微，鼓动无力，阴寒内侵，血行涩滞，而发胸痹心痛。

5. 年迈体虚

中老年人，肾气自半，精血渐衰。如肾阳虚衰，不能鼓舞五脏之阳，可致心气不足或心阳不振，血脉失于温运，或阴寒痰饮乘于阳位，痹阻心脉，发为胸痹心痛；若肾阴亏虚，不能濡养五脏之阴，心脉失于濡养，拘急而痛。

二、病机

胸痹心痛的主要病机为心脉痹阻，病理性质为本虚标实，虚实夹杂。一般胸痹心痛发作期以标实为主，多为痰瘀互结；缓解期以气血阴阳亏虚为主，心气虚为常见。病机转化可因实致虚，亦可因虚致实。痰瘀盘踞于心胸，胸阳痹阻，病延日久，每可耗气伤阳，向心气不足或阴阳并损转化；阴寒凝结，气失温煦，伤及阳气，病向心阳虚衰转化；瘀阻脉络，血行滞涩，留瘀日久，心气痹阻，遏抑心阳。此三者皆因实致虚。心气不足，鼓动无力，易为风寒邪气所伤；心肾阴虚，津不化气，水亏火炎，炼液为痰；心阳虚衰，阴阳并损，阳虚生外寒，寒痰凝络。此三者皆由虚而致实。胸痹心痛多在中年以后发生，有缓作与急发之异。其发展多由标及本，由轻转剧，如治疗及时得当，可获较长时间稳定缓解，如反复发作，则病情较为顽固。若失治误治或调理失宜，病情进一步发展，可见心胸猝然大痛，出现真心痛的证候，甚则"旦发夕死，夕发旦死"。

【西医诊断标准或分类标准】

急性冠状动脉综合征分为 S–T 段抬高型心肌梗死（acute ST–segment elevation myocardial infarction，TEMI）、非 S–T 段抬高型心肌梗死（non–ST segment elevated myocardial infarction，NSTEMI）及不稳定型心绞痛（unstable angina pectoris，UAP）。

一、UAP/NSTEMI 诊断

1. 病史

多数 UAP/NSTEMI 患者均有不同程度的胸痛不适症状，典型表现为心前区或胸骨后压榨性疼痛或窒息感，持续时间可达数十分钟，部分表现为闷痛、心前区烧灼感，劳累、情绪激动后发作，亦有静息状态下发作，发作时伴有新的相关症状，如汗出、恶心、呕吐、心悸或呼吸困难。常规休息或含服硝酸甘油只能暂时缓解症状，甚至不能完全缓解症状。

2. 心电图

多数 UAP/NSTEMI 患者胸痛发作时有一过性 S-T 段（抬高或压低）和 T 波（低平或倒置）改变，其中 S-T 段的动态改变（≥ 0.1mV 的抬高或压低）是严重冠状动脉疾病的表现，可能会发生急性心肌梗死或猝死，通常心电图的动态改变可能随着心绞痛的缓解而完全或部分消失，若心电图改变持续 12 小时以上，则提示 NSTEMI 的可能。据患者既往病史，即使没有心电图特征改变，亦可作出诊断。

3. 心肌损伤标志物

心脏肌钙蛋白（cTn）T 及 I 较传统的 CK 和 CK～MB 更为敏感、可靠，根据最新的欧洲和美国心肌梗死定义，在症状发生后 24 小时内，cTn 的峰值超过正常对照值的 99 个百分位需要考虑 NSTEMI 的可能。另外，cTn 阴性者需要考虑由于骨骼肌损伤所导致的 CK～MB 升高。临床上 UAP 的诊断主要依靠表现及发作时心电图 ST～T 的动态改变，如 cTn 阳性意味该患者已发生少量心肌损伤，相比 cTn 阴性的患者预后差。

临床上 UAP 的诊断主要依靠临床表现及发作时心电图的 ST～T 动态改变。

二、STEMI 诊断

1. 病史

部分患者在发病前数日有乏力，胸部不适，活动时心悸、气急、烦躁、心绞痛等前驱症状。心绞痛发作多位于胸骨中上段或较低位置，甚至出现上腹部压榨性疼痛，程度较重，发作较以往频繁，持续时间长，可达数小时甚至更长，休息和含服硝酸甘油多不缓解。

2. 心电图

心电图常呈进行性改变，发病期特征性心电图可表现为在面向坏死区周围心肌损伤区的导联上出现 S-T 段抬高呈弓背向上型、宽而深的 Q 波或倒置的 T 波，背向 MI 区的导联则出现相反改变。

3. 心肌损伤标志物

心肌坏死的血清心肌标志物浓度呈动态改变，肌红蛋白（MI）出现最早，起病后 2 小时内升高，12 小时内达高峰，24～48 小时恢复正常，但特异性不强；肌钙蛋白 I（cTnI）或 T（cTnT）起病 3～4 小时后升高，cTnI 于 11～24 小时达高峰，7～10 天降至正常，cTnT 于 24～48 小时达高峰，10～14 天降至正常，出现稍迟，但特异性强；肌酸激酶同工酶（CK～MB）在发病后 4 小时内增高，其增高程度能较准确地反映梗死的范围，对早期急性心肌梗死的诊断有重要意义。

【急救措施】

一、针刺

内关、膻中、郄门、阴郄等穴位。

二、口服药物

UAP/NSTEMI 是严重且具有潜在危险的疾病，其治疗主要有两个目的：即可缓解缺血和预防不良反应后果（即死亡、心肌梗死或再梗死）。其治疗包括抗缺血治疗、抗血栓治疗和根据危险度分层进行有创治疗。

1. 抗心肌缺血药物

（1）硝酸酯类药物：硝酸酯类药物扩张静脉，降低心脏前负荷，并降低左心室舒张末压、降低心肌耗氧量，改善左心室局部和整体功能。此外，硝酸酯类药物可扩张正常和粥样硬化的冠状动脉，缓解心肌缺血。心绞痛发作时，可舌下含服硝酸甘油，每次 0.5mg，每间隔 3～5 分钟可以连用 3 次，若仍无效，可静脉应用硝酸甘油或硝酸异山梨酯。静脉应用硝酸甘油以 5～10μg/min 开始，持续注射，每 5～10 分钟增加 10μg/min，直至症状缓解或出现明显不良反应（头痛或低血压，收缩压低于 90mmHg），200μg/min 为一般最大剂量推荐。目前建议静脉应用硝酸甘油 24～48 小时可出现药物耐受。常用口服硝酸酯类药物包括硝酸异山梨酯和单硝酸异山梨酯。

（2）β 受体拮抗剂：主要作用于心肌的 $β_1$ 受体而降低心肌耗氧量，防止心肌缺血反复发作，减少心肌梗死的发生，对改善近期、远期预后均有重要作用，应尽早用于所有无禁忌证的 UAP/NSTEMI 患者。少数高危患者，可先静脉使用，后改口服；中度或低度危险患者主张直接口服。对于已服用硝酸酯或钙通道阻滞剂仍发生 UAP/NSTEMI 的患者加用 β 受体拮抗剂，可减少有症状和无症状心肌缺血发作的频率和持续时间。建议选择具有心脏 $β_1$ 受体选择性的药物如美托洛尔和比索洛尔。艾司洛尔是一种快速作用的 β 受体拮抗剂，可以静脉使用，安全而有效，甚至可用于左心室功能减退的患者，药物作用在停药后 20 分钟内消失。口服 β 受体拮抗剂的剂量应个体化，可调整到患者安静时心率 50～60 次/分。在已服用 β 受体拮抗剂仍发生 UAP 的患者，除非存在禁忌证，否则无须停药。

（3）钙通道阻滞剂：可有效减轻心绞痛症状，可以作为治疗持续性心肌缺血的次选药物。钙通道阻滞剂为血管痉挛性心绞痛的首选药物，能有效降低心绞痛发生率。足量 β 受体拮抗剂和硝酸酯类药物治疗后仍不能控制缺血症状的患者可口服长效钙通道阻滞剂。钙通道阻滞剂与 β 受体拮抗剂联合应用或两者与硝酸酯类药物联合应用，可有效减轻胸痛，减少近期死亡的危险，减少急性心肌梗死和急诊冠状动脉手术的需要。但大规模临床试验荟萃分析表明，钙通道阻滞剂单独应用于 UAP 不能预防急性心肌梗死的发生和降低病死率。此外，对心功能不全的患者，应用 β 受体拮抗剂以后加用钙通道阻滞剂应特别谨慎。维拉帕米和 β 受体拮抗剂均有负性传导作用，不宜联合使用。

2. 抗血小板治疗

（1）阿司匹林：除非有禁忌证，所有 UAP/NSTEMI 患者均应尽早使用阿司匹林，首次口服非肠溶制剂或嚼服肠溶制剂 300mg，随后口服肠溶制剂 75～100mg，每日 1 次，长期维持。

（2）ADP 受体拮抗剂：UAP/NSTEMI 患者建议联合使用阿司匹林和 ADP 受体拮抗剂，维持 12 个月。噻氯吡啶和氯吡格雷为第一代 ADP 受体拮抗剂，氯吡格雷首剂量可用 300～600mg 的负荷量，随后可改为 75mg，1 次/日，不良反应小，作用快，以代替噻氯吡啶或用于不能耐受阿司匹林的患者长期使用，以及植入支架术后和阿司匹林联用。新一代 ADP 受体拮抗剂包括普拉格雷和替格瑞洛，普拉格雷不可逆地抑制 ADP 受体，对冠状动脉病变明确拟行 PCI 治疗的患者，首次 60mg 负荷量，维持剂量 10mg，每日 1 次，禁用于有卒中或短暂脑缺血发作病史和年龄＞75 岁者，因出血风险升高。替格瑞洛是可逆性 ADP 受体拮抗剂，起效更快，除有严重心动过缓者外，可用于所有 UAP/NSTEMI 的治疗，首次 180mg 负荷量，维持剂量为 90mg，2 次/日。

（3）血小板糖蛋白 Ⅱb/Ⅲa 受体拮抗剂：阿昔单抗为直接抑制 GPⅡb/Ⅲa 受体的单克隆抗体，人工合成的拮抗剂包括替罗非班、依替巴肽和拉米非班，主要用于计划接受 PCI 术的 UAP/NSTEMI 患者。

3. 抗凝治疗

抗凝治疗常规应用于中危和高危的 UAP/NSTEMI 患者中，常用的抗凝药包括普通肝素、低分子肝素、磺达肝癸钠和比伐卢定。

（1）普通肝素：肝素的推荐用量是静脉注射 80IU/kg 后，以 15～18IU/（kg/h）的速度静脉注射维持，治疗过程中在开始用药或调整剂量后 6 小时须监测激活部分凝血酶时间（APTT）。静脉应用肝素 2～5 天为宜，后改为皮下注射肝素 5000～7500IU，每日 2 次，治疗 1～2 天。由于存在发生肝素诱导的血小板减少症可能，在肝素使用过程中，还须监测血小板。

（2）低分子肝素：与普通肝素相比，低分子肝素在降低心脏事件发生方面有相等甚至更好的疗效。低分子肝素具有强烈的抗 Ⅹa 因子及 Ⅱa 因子活性的作用，并且可以根据体重和肾功能调节剂量，皮下应用，不需要实验室监测，故具有疗效更肯定、使用更方便的优点。

（3）磺达肝癸钠：是选择性 X a 因子间接抑制剂。用于 UAP/NSTEMI 的抗凝治疗不仅能有效减少心血管事件，而且大大降低出血风险。皮下注射 2.5mg，每日 1 次，采用保守策略的患者尤其在出血风险增加时作为抗凝药物的首选。对须行 PCI 的患者，术中需要追加普通肝素抗凝。

（4）比伐卢定：是直接抗凝血酶制剂，主要用于 UAP/NSTEMI 患者 PCI 术中的抗凝，与普通肝素加血小板 GP Ⅱb/Ⅲa 受体拮抗剂相比，出血发生率明显降低。先静脉注射 0.75mg/kg，再静脉注射 1.75mg/（kg·h），一般不超过 4 小时。

4. 调脂治疗

他汀类药物在急性期可以促使内皮细胞释放一氧化氮，有类硝酸酯的作用，远期有抗炎症和稳定斑块的作用，能降低冠状动脉疾病的死亡率和心肌梗死发生率。不论患者自身血脂水平的高低，UAP/NSTEMI 患者均应尽早（24 小时内）开始使用他汀类药物。低密度脂蛋白胆固醇（LDL-C）的目标值 < 70mg/dL。少部分患者会出现肝酶和肌酶升高等不良反应。

5. ACEI 或 ARB

对 UAP/NSTEMI 患者，长期应用 ACEI 能降低心血管事件发生率，如果不存在低血压（收缩压 < 100mmHg 或较基线下降 30mmHg）或其他已知的禁忌证（如肾衰竭、双侧肾动脉狭窄和已知的过敏），在第一个 24 小时内给予口服 ACEI，不能耐受者可用 ARB 替代。

STEMI 早期再灌注治疗除了常规的药物治疗，主要是静脉溶栓和急诊冠状动脉介入治疗。治疗原则是尽快恢复心肌的血液灌注以挽救濒死的心肌、防止梗死扩大或缩小心肌缺血范围，保护和维持心脏功能，及时处理严重的心律失常、泵衰竭和各种并发症，防止猝死，使患者不但能度过急性期，且康复后还能保持尽可能多的有功能的心肌。

（1）解除疼痛：在心肌再灌注治疗前可选择吗啡、硝酸酯类药物、β 受体拮抗剂等尽快解除疼痛。

（2）抗血小板治疗、抗凝治疗：同 UAP/NSTEMI 部分。

（3）调脂治疗、ACEI/ARB：同 UAP/NSTEMI 部分。

（4）纠正心律失常：心律失常必须及时纠正。①一旦发现室性期前收缩或室性心动过速，立即予利多卡因 50～100mg 静脉注射，每 5～10 分钟重复一次，直至消失或 1 小时内总量达到 300mg，继以 1～3mg/min 静脉注射维持（100mg 利多卡因加入 5% 葡萄糖液 100mL，注射 1～3mL/min）。②发生心室颤动或持续多形性室性心动过速，尽快采用非同步直流电除颤或同步直流电复律。③对缓慢性心律失常可用阿托品 0.5～1mg 肌内注射或静脉注射。④二度、三度房室传导阻滞伴血流动力学障碍宜用人工心脏起搏器做临时起搏治疗，传导阻滞消失后撤除。⑤室上性快速心律失常应用 β 受体阻滞剂、洋地黄制剂、维拉帕米、胺碘酮等药物无效时可考虑同步直流电复率治疗。

6. 休克处理

补充血容量，应用升压药、血管扩张剂，纠正电解质紊乱等。

7. 抗心力衰竭

主要治疗急性左心衰竭，以应用吗啡和利尿剂为主，亦可选用血管扩张剂减轻左心室负荷，或用多巴酚丁胺 10μg/（kg·min）静脉注射或用 ACEI 从小剂量开始治疗等。

8. 其他处理

（1）钙通道阻滞剂：可抑制交感神经功能亢进者，早期应用还可防止梗死范围扩大，改善预后。

（2）极化液疗法：氯化钾 1.5g、胰岛素 10U 加入 10% 葡萄糖液 500mL 中，静脉注射。可促进心肌摄取和葡萄糖代谢，使钾离子进入细胞内，恢复细胞膜的极化状态，以利于心脏的正常收缩、减少心律失常的发生。

三、冠状动脉血运重建术包括 PCI 和 CABG

1. 经皮冠状动脉介入术

目前对 UAP/NSTEMI 有"早期保守治疗"和"早期侵入治疗"两种治疗策略。根据早期保守治疗策略，冠状动脉造影适用于强化药物治疗后仍然有心绞痛复发或负荷试验阳性的患者。而早期侵入治疗的策略是临床上只要没有血运重建的禁忌证，常规做冠状动脉造影，根据病变情况选择行 PCI 或 CABG。

2. 冠状动脉旁路搭桥术

UAP/NSTEM 选择何种血运重建策略主要根据临床因素、术者经验和基础冠心病的严重程度。

不同于 UAP/NSTEM，STEM 急行 PCI 术，起病 3～6 小时，最多 12 小时内，使闭塞的冠状动脉再通，心肌得到再灌注，濒临坏死的心肌得以存活或使坏死范围缩小，改善预后；若患者无条件施行介入治疗或因就诊延误等，在排除禁忌证后应立即行溶栓治疗；如介入治疗失败或溶栓治疗无效且有手术指征者，施行紧急冠状动脉旁路搭桥术（CABG），但其死亡率明显高于择期 CABG 术。

【中医临床证治】

一、辨证论治

（一）辨证要点

辨证首先需要分辨标本虚实，本虚应区别阴阳气血亏虚的不同，标实又有瘀血、痰浊、气滞、寒凝等的不同。其次，要重视疼痛部位、疼痛性质、疼痛程度及持续时间在胸痹心痛辨证中的重要性，临床往往根据疼痛特点，即能分辨胸痹心痛的标本虚实及病情轻重。

（二）分证论治

1. 心脉瘀阻证

证候：心胸刺痛，部位固定，入夜尤甚，或心痛彻背，背痛彻心，或痛引肩背，或伴胸闷心悸，日久不愈。舌质紫暗，或有瘀斑，脉沉涩或弦涩。

治法：活血化瘀，通脉止痛。

方药：血府逐瘀汤加减。生地黄 15g，桃仁 15g，红花 15g，当归 20g，川芎 10g，川牛膝 15g，柴胡 10g，枳壳 15g，桔梗 15g，炒赤芍 15g，甘草 10g。

加减：胸痛剧烈，瘀血痹阻较重，可加乳香10g，没药10g，郁金15g，降香15g，丹参15g，加强活血化瘀之功；胸闷痛甚，血瘀气滞并重者，加沉香10g，檀香10g，荜茇10g，以行气化瘀；气虚血瘀伴自汗乏力，气短脉弱者，加党参20g，黄芪20g，白术15g，茯苓15g，五味子15g，益气固表；寒凝血瘀或阳虚血瘀，伴畏寒肢冷，脉沉细或沉迟，加桂枝10g或肉桂10g，细辛6g，高良姜10g，薤白15g等，或用人参10g，附子20g，以温阳散寒；若猝然心痛发作，可含化复方丹参滴丸、速效救心丸等活血化瘀、芳香止痛之急救剂。

2. 气滞心胸证

证候：心胸满闷，隐痛阵发，痛有定处，时欲太息，遇情志不遂时容易诱发或加重，或兼脘腹胀闷，得嗳气或矢气则舒，苔薄或薄腻，脉弦细。

治法：疏肝理气，活血通络。

方药：柴胡疏肝散加减。陈皮10g，柴胡15g，川芎10g，香附15g，枳壳15g，白芍15g，甘草6g。

加减：兼血瘀，胸闷心痛明显，加五灵脂6g，蒲黄6g，祛瘀止痛；肝气郁结，日久化热，心烦易怒，口干便秘，舌红苔黄，脉弦数，加牡丹皮15g，炒栀子10g，当归15g，薄荷10g，以凉血清肝；目赤眩晕，胸胁疼痛，便秘尿赤者，加龙胆草10g，栀子10g，黄连10g，黄柏10g，黄芩10g，大黄6g，芦荟10g，以泻郁火。

3. 痰浊痹阻证

证候：胸闷重而心痛微，痰多气短，肢体沉重，形体肥胖，遇阴雨天而易发作或加重，伴有倦怠乏力，纳呆便溏，咳吐。

治法：通阳泄浊，豁痰宣痹。

方药：瓜蒌薤白半夏汤合涤痰汤加减。瓜蒌20g，薤白15g，半夏10g，茯苓15g，陈皮15g，胆南星10g，竹茹15g，枳实15g，石菖蒲10g。

加减：痰瘀化热，痰黏色黄，大便干，苔黄腻，可加黄连10g清热除湿；痰热伤津，加生地黄15g，麦冬10g，沙参20g，养阴生津；大便秘结加生大黄6g，桃仁10g以通便；痰浊闭塞心脉，猝然剧痛，可合用苏合香丸。

4. 寒凝心脉证

证候：猝然心痛如绞，心痛彻背，喘不得卧，多因气候骤冷或骤感风寒而发病或加重，伴形寒，甚则手足不温，冷汗自出，胸闷气短，心悸。面色苍白，苔薄白，脉沉紧或沉细。

治法：辛温散寒，宣通心阳。

方药：枳实薤白桂枝汤合当归四逆汤加减。枳实15g，厚朴15g，薤白10g，桂枝15g，瓜蒌15g，当归15g，赤芍10g，细辛6g，通草10g，甘草8g，大枣10g。

加减：若胸痛剧烈，痛无休止，伴有身寒肢冷，气短喘息，脉沉紧或沉微者，为阴寒极盛，胸痹心痛之重证，当用散寒温通之法，予乌头10g，赤石脂15g，制附子20g，干姜10g，荜茇10g，蜀椒15g；若痛剧而四肢不温，冷汗自出，即舌下含化苏合香丸或冠心苏合香丸，芳香化浊，理气温通开窍。

5. 气阴两虚证

证候：心胸隐痛，时作时休，心悸气短，动则益甚，伴倦怠乏力，声息低微，面色㿠白，易汗出，舌质淡红，舌体胖且边有齿痕，苔薄白，脉虚细缓或结代。

治法：益气养阴，活血通脉。

方药：生脉散合人参养荣汤加减。人参15g，麦冬10g，五味子10g，白术15g，茯苓15g，陈皮15g，黄芪20g，当归15g，白芍10g，熟地黄15g，制远志10g，甘草6g。

加减：偏于气虚者，可重用白术20g，茯苓20g，黄芪30g；偏于阴血虚，可加炙甘草15g，生姜10g，桂枝15g，生地黄15g，大枣10g；心脾两虚，纳呆，失眠，加半夏10g健脾和胃，柏子仁15g，酸枣仁20g，收敛心气，养心安神。

6. 心肾阴虚证

证候：心痛憋闷，心悸盗汗，虚烦不寐，腰膝酸软，头晕耳鸣，口干便秘，舌红少津，苔薄或剥，脉细数或促代。

治法：滋阴清火，养心和络。

方药：天王补心丹合炙甘草汤加减。人参10g，茯苓15g，玄参10g，丹参10g，桔梗10g，制远志10g，当归15g，五味子15g，生地黄30g，酸枣仁

30g，柏子仁 30g，阿胶 10g，麦冬 15g，炒麻子仁 15g，大枣 15g，甘草 10g。

加减：心肾阴虚，兼见头晕目眩，腰膝酸软，遗精盗汗，心悸不宁，口燥咽干，可用左归饮，药用熟地黄 15g，山药 30g，枸杞子 15g，炙甘草 15g，茯苓 20g，炒山茱萸 15g，以补肾养阴。

7. 心肾阳虚证

证候：心悸而痛，胸闷气短，动则更甚，自汗，面色㿠白，神倦怯寒，四肢欠温或肿胀，舌质淡胖，边有齿痕，苔白或腻，脉沉细迟。

治法：温补阳气，振奋心阳。

方药：参附汤合右归饮加减。人参 10g，制附子 15g（先煎），青黛 15g，熟地黄 20g，山药 30g，枸杞子 15g，炒山茱萸 15g，杜仲 10g，肉桂 10g，甘草 10g。

加减：肾阳虚衰，不能制水，水饮上凌心肺，水肿、喘促、心悸，加茯苓 15g，白术 15g，白芍 15g，生姜 10g，黄芪 20g，车前子 15g，以温阳利水；阳虚欲脱，四肢厥逆，用四逆加人参汤，药用炙甘草 10g，制附子 20g，干姜 10g，人参 10g，以回阳固脱；阳损及阴，阴阳两虚，可加麦冬 20g，五味子 15g，以回阳复阴。

二、针灸治疗

针灸治疗以通阳行气，活血止痛为法，以手厥阴、手少阴经穴为主。针刺取内关、膻中、郄门、阴郄。气滞血瘀配太冲、血海；寒邪凝滞配神阙、至阳；痰浊阻络配丰隆、中脘；阳气虚衰配心俞、至阳。配以耳针法，取心、小肠、交感、神门、内分泌。

【名中医经验荟萃】

赵淳教授从虚、痰、瘀、风论治胸痹心痛

赵淳教授认为胸痹、心痛之病位在心，心脉为宗气之所，百脉朝汇之枢，

宗气鼓动下形成心气推动血液运行，气虚无力推动血之运行，导致血脉凝滞，不通则痛。对于此病多从虚、瘀、痰、风等方面认识。此病的发病机制包括虚实两方面，虚者脾肾亏虚，水谷精微不归正化，气虚无力运化津液，生成脂浊痰湿，注于血液，导致血脉凝滞。实者，痰浊瘀血，阻滞血脉，凝滞不通，不通则痛是发病的病机。活血通脉方是赵淳教授治疗血瘀证的经验方，由红景天、虎杖、三七、水蛭、茯苓、隔山消（白首乌）组成，方中君药红景天味甘、涩，归肺经，功能补气清肺，益智养心，收涩止血，散瘀消肿。虎杖的功用是清热解毒、活血散瘀、祛湿泄浊，为臣药。水蛭具有破血通经，逐瘀消癥之功，《神农本草经》言其"主逐恶血，瘀血，月闭，破血逐瘀，无子，利水道"。三七具有散瘀止血，消肿定痛之功效，《本草纲目》言三七"止血，散血，定痛。"《玉楸药解》言三七"和营止血，通脉行瘀，行瘀血而敛新血"。茯苓健脾利湿化痰，有"痰饮必用茯苓""茯苓治痰之本"之说。隔山消有补肝肾、益精血、强筋骨、止心痛之功。全方具有活血化瘀、益气通脉、解毒豁痰之效，其特点是通补兼施，标本兼顾，痰、瘀、毒、虚同治。用于治疗冠心病心绞痛、急性心肌梗死等，能较快缓解症状，尤以治疗属痰浊血瘀证者，疗效显著。

谢健教授师从名医赵淳，在治疗胸痹心痛的时候，认为胸痹心痛气阴两虚证在临床中较为常见，心脉的正常运行与心气充沛、血液充盈、脉道通利有关，胸痹心痛主要因为心气虚或心阳虚，血运无力，最终导致血行瘀滞，痹阻心脉，加之胸痹心痛患者多为老年人群，体弱，故在治疗上应养阴益气、养血通脉，同时注重活血化瘀。临床上治疗此类病证，大多选用补益类药物，谢健教授在长期临床实践中发现老年人冠心病同时伴有瘀血阻滞之象，故在长期临床实践中以"标本兼治"为原则，在活血化瘀的同时，常加用太子参、炙甘草、柏子仁、制远志、五味子等益气养阴、宁心定悸之药。

第十一章　急性心力衰竭

【概述】

一、定义

心力衰竭（heart failure，HF）是各种心脏结构及功能性疾病导致心室充盈和（或）射血功能受损，心排血量不能满足机体组织代谢需要，以肺循环和（或）体循环瘀血，器官、组织血液灌注不足为临床表现的一组综合征，主要表现为呼吸困难、体力活动受限（乏力）和体液潴留（外周水肿）。急性心力衰竭（acute heart failure，AHF）是指继发于心脏功能异常而迅速发生或恶化的症状和体征，并伴有血浆利钠肽水平的升高，既可以是急性起病，也可表现为慢性心力衰竭急性失代偿（acute decompensated heart failure，ADHF），其中后者更为多见，约占 70%～80%。急性左心衰在临床上最为常见，急性右心衰虽较少见，但近年来也有增加的趋势。近年来，急性心力衰竭（acute heart failure，AHF）的发病率处于上升趋势。由于冠心病等疾病生存率的提高，老年患者，特别是年龄＞ 75 岁的患者已成为 AHF 的主要发病人群。年龄＞ 75 岁的 AHF 患者住院病死率是年轻患者的 2 倍，出院后短期内的病死率是 1.5 倍。年龄＞ 75 岁（每增长 10 岁）也可使 5～8 年的死亡风险增加 55%。急性心力衰竭的发病率处于上升趋势。由于冠心病等疾病生存率的提高，老年患者，特别是年龄＞ 75 岁的患者已成为 AHF 的主要发病人群。

二、流行病学

我国心力衰竭患者数较多，据中国心血管疾病报告调查显示，2014 年相关患者数已经高达 420 万人，其中急性心力衰竭患者总数达 100 万人。急性心力衰竭是常见急症，预后差，住院病死率为 3%，6 个月以内的再入院率约为 50%，急性心力衰竭是心血管疾病患者院内死亡的主要原因之一，已成为威胁中老年人群生命健康的医学难题。

三、中医病名

心力衰竭（简称心衰）是指心体受损，脏真受伤，心脉气力衰竭，无力运行气血所致的常见危急重症，以心悸、喘促、水肿、肝多为主症，古有"心衰""心咳"及"心水"之名。

中医对心衰的最早描述见于《黄帝内经》，如《素问·痹论》曰："脉痹不已，复感于邪，内舍于心……心痹者，脉不通，烦则心下鼓，暴上气而喘，嗌干善噫，厥气上则恐。"《素问·五脏生成》曰："赤脉之至也，喘而坚，诊曰有积气在中，时害于食，名曰心痹，得之外疾，思虑而心虚，故邪从之。"《素问·咳论》曰："心咳之状，咳则心痛，喉中介介如梗状，甚则喉痹咽肿……心咳不已，则小肠受之……咳而腹满，不欲食饮，此皆聚于胃，关于肺，使人多涕唾，而面浮肿气逆也"。东汉张仲景进一步提出"心水"的概念。《金匮要略·水气病脉证并治》曰："心水者，其身重而少气，不得卧，烦而躁，其人阴肿。"《医参》云："心主脉，爪甲不华，则心衰矣。"

【病因病机】

一、病因

1. 邪实犯心

外在风湿热毒，乘虚内侵，塞滞于心脉之中，直犯心体；内在五邪，壅遏血脉，心负重不堪，心之气力衰竭而致心衰。

2. 七情内伤

心气郁结，阴血暗耗，不能养心。《灵枢·口问》言："心者，五脏六腑之主也……故悲哀愁忧则心动，心动则五脏六腑皆摇。"

3. 药食不当

过食肥甘厚味，致脾胃损伤，聚湿生痰，心脉痹阻，或因药物过量未适时调整，耗伤心气，损伤心阴，发为此病。

4. 心阳耗脱

年老体衰，或久病心阳失养，或素体心阳亏损，复因劳累、误用攻伐等损害正气，而成心阳日渐耗损，心运血行脉之功受累，导致心衰。

5. 脏腑功能失调

肺、脾、肾阳气亏虚，水液不布而水肿，气不化津则咽干，"瘀血化水亦发水肿，是血病而兼也"，瘀水互结，瘀而化热，形成热瘀水结。

二、病机

心衰病位在心，与肺、肾、脾相关，为本虚标实之证，以气虚、阳虚、阴虚为本，血瘀、水停、痰饮（热或浊）为标，标本俱病，虚实夹杂。病情进展可突发阴竭阳脱、痰蒙清窍，或水凌心肺等急危重症，甚至导致死亡。

【西医诊断标准或分类标准】

《中国心力衰竭诊断和治疗指南（2018）》提出根据是否存在瘀血（分为"湿"和"干"）和外周组织低灌注情况（分为"暖"和"冷"）的临床表现，将急性心衰的患者分为4型，即干暖、干冷、湿暖、湿冷，其中第3型最为常见。大多数急性心衰患者表现为收缩压正常或升高（＞140mmHg，高血压性急性心衰），只有少数（5%～8%）表现为收缩压低（＜90mmHg，低血压性急性心衰）。低血压性急性心衰患者预后较差，尤其是同时存在低灌注时。

急性心肌梗死并发急性心衰时可用 Killip 分级，因其与患者的近期病死率相关。

Ⅰ级：无明显心功能损害，肺部无啰音；近期病死率约为6%。

Ⅱ级：轻度～中度心衰，肺部啰音，第三心音奔马律，X线示肺瘀血；近期病死率约为17%。

Ⅲ级：重度心衰，肺啰音超过两肺野的50%，X线示肺水肿；近期病死率约为38%。

Ⅳ级：心源性休克，伴或不伴肺水肿；近期病死率约为81%。

【急救措施】

一、针灸

使用普通1～1.5寸毫针针刺列缺、内关、神门，快速进针，进行提插捻转轻刺激，得气后即拔针。

二、口服药

1. 中成药

芪苈强心胶囊，麝香保心丸，稳心颗粒，速效救心丸，复方丹参滴丸等。

2. 西药

舌下含服硝酸甘油。

三、注射液

生脉注射液，参麦注射液，参附注射液，心脉隆注射液，丹红注射液等。

四、西医治疗

1. 基本处理

（1）体位：端坐位，双下肢下垂，保持此体位10～20分钟后，可使肺血容量降低约25%（单纯坐位而下肢不下垂收益不大）。

（2）吸氧：使用鼻饲管高流量给氧，重者予双水平气道正压或无创呼吸机持续加压给氧，增加肺泡内压。

（3）急救准备：开放静脉通路，导尿管留置，心电监护等。

（4）镇静：阿片类药物如吗啡3～5mg静脉注射可通过降低交感神经兴

奋，舒张小血管而减轻心脏负荷。

（5）利尿：呋塞米 20～40mg 于 2 分钟内静脉注射，4 小时后可重复 1 次。不仅能起到利尿作用，还可缓解肺水肿。

（6）氨茶碱：解除支气管痉挛，扩张外周血管。

（7）洋地黄类：毛花苷 C 静脉给药 0.4～0.8mg，适用于快速心房颤动合并心室扩大，还伴左心室收缩功能不全的患者。

2. 血管活性药物

（1）血管扩张剂：①硝普钠：适用于严重心衰、后负荷增加及伴肺瘀血或肺水肿的患者，起始剂量 0.3μg/（kg·min）静脉注射，因其含氰化物，用药时间不应超过 24 小时。②硝酸酯类：适用于急性心衰合并高血压、冠心病心肌缺血及二尖瓣反流的患者。硝酸甘油起始剂量为 5～10μg/min，长期应用可能发生耐药。③重组人利钠肽：通过扩张血管降低前后负荷，促进钠排泄及抑制肾素 - 血管紧张素 - 醛固酮系统的作用。负荷量为 1.5～2μg/kg，静脉缓慢注射或不用负荷量，即以 0.0075～0.01μg/（kg·min）维持。④乌拉地尔：可降低血管阻力，对心率无明显影响。剂量 100～400μg/min，严重高血压患者可缓慢静脉注射 12.5～25mg。

（2）正性肌力药物：①β 受体兴奋剂：小到中等剂量的多巴胺通过降低外周阻力，增加心肌收缩力和心输出量，有利于改善急性心衰的症状。多巴酚丁胺以 2.5～10μg/（kg·min）维持，应注意其心律失常的不良反应。②磷酸二酯酶抑制剂：主要药物为米力农，通过抑制 cAMP 降解，增强心肌收缩力，负荷量为 25～75μg/kg 静脉注射（＞10 分钟），继以 0.375～0.75μg/（kg·min）静脉注射维持。

3. 血管收缩药物

适用于应用正性肌力药物后仍出现心源性休克或低血压状态的患者，可升高血压、维持重要脏器的灌注。如去甲肾上腺素，剂量为 0.2～1.0μg/（kg·min）静脉注射维持。用药中密切监测生命体征，当器官灌注恢复时应尽快停止使用。

4. 非药物治疗

（1）主动脉内球囊反搏：可明显改善心肌灌注，降低心肌耗氧量，增加心输出量。

（2）肾脏替代治疗：高容量负荷或严重外周水肿，存在利尿剂抵抗的患者可考虑超滤治疗。但可能产生与体外循环相关的不良反应。

（3）机械循环辅助装置：对于药物治疗无效的急性心衰患者，可短期应用机械循环辅助治疗。

【中医临床证治】

一、辨证论治

（一）辨证要点

心衰总属本虚标实之证，故须辨别虚实，分清标本。标实应区别血瘀、水停、痰饮的不同，本虚又应区别气虚、阳虚、阴虚的不同。

标实者：心悸胸痛，痛如针刺，口唇紫绀，舌紫暗或有瘀斑，脉涩者，多属血瘀；心悸气短，端坐倚息，身肿汗出，舌胖边有齿痕，脉细或结代，多属水停；心悸咳喘，痰白难咳，伴发热口渴，舌红苔黄，脉滑数或结代者，为痰热壅肺所致；心悸胸闷，喘咳痰多，不得平卧，尿少肢肿，舌淡暗，苔白腻，脉弦滑或结代，为痰浊阻肺所致。

本虚者：心悸怔忡，神疲乏力，短气纳呆，舌淡苔白，脉沉弱，多属气虚；心悸气短，恶寒肢冷，尿少浮肿，神志恍惚，舌暗苔白，脉沉细，则为阳虚不振；呼吸喘急，呼多吸少，不得平卧，张口抬肩，四肢厥逆，舌暗少苔，脉微细欲绝，则属阴竭阳脱的表现。

（二）分证论治

1. 痰热壅肺证

证候：心悸怔忡，喘咳气逆而气粗息涌，不能平卧，痰多黏稠色黄或痰白难咳，伴胸闷身热，汗出口渴，尿少浮肿，大便干结；痰蒙神窍者可神昏谵语，舌红，苔黄腻，脉滑数或结代。

治法：清肺化痰，宣肺平喘。

方药：桑白皮汤加减。麻黄 10g，黄芩 10g，桑白皮 15g，生石膏 15g，苏子 10g，杏仁 10g，半夏 15g，款冬花 15g。

加减：心烦痰热重、痰黄黏稠量多者，加川贝母 10g，瓜蒌 10g，黄连 8g，以泄热除烦；痰鸣息涌者，加葶苈子 10g，射干 10g，泻肺化痰；水湿壅盛，加泽泻 10g，通草 10g。

2. 痰浊阻肺证

证候：心悸胸闷，头晕气短，动则尤甚，喘咳痰多，黏腻色白，或发热形寒，不得平卧，尿少肢肿，舌淡暗，苔白腻，脉弦滑或结代。

治法：肃肺化痰，蠲饮平喘。

方药：三子养亲汤合苓桂术甘汤加减。苏子 10g，白芥子 10g，莱菔子 10g，茯苓 15g，桂枝 10g，白术 15g，款冬花 10g，杏仁 10g，甘草 8g。

加减：痰湿较重，舌苔厚腻加苍术 10g，厚朴 10g，燥湿理气；痰从寒化，痰稀色白，畏寒者，加干姜 8g；痰浊郁而化热，从痰热治疗，改用清金化痰汤合千金苇茎汤；气滞者，加青皮 10g，乌药 9g。

3. 气虚血瘀证

证候：心悸气短，神疲乏力，自汗，动则尤甚，甚则喘咳，面白或暗红，唇甲青紫，甚者颈部青筋暴露，胁下积块。舌紫暗或有瘀点瘀斑，脉沉细涩或结代。

治法：益气活血。

方药：保元汤合桃红饮加减。人参 20g，黄芪 20g，桂枝 10g，甘草 10g，生姜 10g，当归 15g，川芎 10g，桃仁 10g，红花 10g。

加减：血虚者加枸杞子 10g，首乌藤 10g，以补血；肢冷者加桂枝 10g，以温经通脉；尿少肢肿，加茯苓 20g，泽泻 15g；胁痛积块，用膈下逐瘀汤加减。

4. 阳虚水泛证

证候：心悸气短，喘促气急，咳粉红色泡沫样痰，汗出肢冷，面色苍白或晦暗，口唇青紫，尿少肢肿，下肢尤甚，舌淡暗，苔白腻，脉沉弱或沉迟。

治法：温阳利水，泻肺平喘。

方药：真武汤加减。茯苓 30g，制附子 30g（先煎），白术 15g，生姜 10g，桂枝 15g，泽泻 15g，猪苓 15g，丹参 15g，川芎 15g，牛膝 15g。

加减：血瘀紫绀明显，水肿不退，加泽兰 10g，益母草 10g，化瘀行水。心肾阳虚重者，用参附汤合五苓散。

5. 阴竭阳脱证

证候：喘悸不止，呼多吸少，面色晦暗，烦躁不安，尿少浮肿，四肢厥逆，汗出如油，舌紫暗少苔，脉微欲绝或沉迟不接。

治法：回阳救逆。

方药：参附注射液，四逆加人参汤。人参 20g，制附子 30g（先煎），干姜 10g，炙甘草 15g。

加减：先用参附注射液急救。阴竭加山茱萸 10g，麦冬 10g，敛阴固脱；喘甚者加五味子 10g，蛤蚧 10g，纳气平喘；冷汗淋漓者加煅龙骨 15g，煅牡蛎 15g，潜阳敛汗；四肢厥冷，脉细微而沉，用麻黄附子细辛汤加人参 20g，黄芪 20g。

二、针灸治疗

（一）心衰处方

主穴：列缺，内关，神门。

配穴：阳虚水泛配气海、阴陵泉；阴竭阳脱配关元、神阙；痰浊阻肺配尺泽、定喘；痰热壅肺配丰隆、曲池；气虚血瘀配气海、膈俞。

方义：列缺、内关均为八脉交会穴，针刺两穴能行气活血，调整阴阳及疏通经络。列缺为手太阴肺经络穴，通于任脉，主治哮喘、气喘。内关为手厥阴心包经络穴，通阳维脉。心之原穴神门可调整气血。

（二）治疗操作

1. 针刺方法

普通 1～1.5 寸毫针快速进针，横刺列缺，进行提插捻转，得气后拔针。

2. 其他治疗

（1）耳针法：取心、神门、皮质下，毫针刺或行埋针法。

（2）穴位注射法：取心俞、厥阴俞、内关。用维生素 B_{12} 注射液，每次选用 1～2 穴，每穴注射 0.5mL，隔日 1 次。

（3）皮肤针法：取心俞、内关、膻中，叩至局部出现红晕略有出血点为度。

【名中医经验荟萃】

一、邓铁涛

邓铁涛教授认为心衰病机与五脏相关，且与心、脾较为密切，心脾失调故生痰生瘀，痰瘀互为因果，共同致病，痰多兼瘀，瘀多兼痰。因此重调补心脾的气血阴阳，以病证结合来辨证论治，提出"治脾胃以安六腑，调四脏以治一脏"的治法。心衰治以标本兼治，益气化浊行瘀。邓老代表方为暖心方（红参、熟附子、薏苡仁、橘红等），实验表明此方具有负性变力与正性变力的双向调节作用，负性变力出现早、维持时间短，对离体心脏及在体心脏作用较强；正性变力作用出现在抑制之后，维持时间较长，对在体心脏作用较强，具有增加心输出量的作用。另一代表方为养心方（生晒参、麦冬、法半夏、茯苓、三七等），用养心方制成的养心液，静脉注射可增强心肌收缩与舒张功能，能扩张冠状动脉，降低总外周血管阻力和后负荷，使心输出量增加，改善心脏泵血功能。同时邓老还重视综合调理，提倡八段锦、太极拳等运动，不仅能扶助正气，还能增强心功能，起到治本的作用。

二、郭维琴

郭维琴教授将心衰的证型分为气虚、阳虚、阳脱和气阴两虚，各个证型间相互联系、相互转化。郭维琴教授认为心衰的病机为气虚血瘀、阳虚水泛，此病为本虚标实之证，其中以气虚和阳虚为本，水饮内停及瘀血阻滞为标。治法以益气活血、温阳利水为主。郭维琴教授基本方（黄芪、党参、益母草、泽兰、桂枝、北五加皮、制半夏等），随症加减如下：咳嗽喘息加苏子、葶苈子、桑白皮等；浮肿甚伴咳吐白痰者加白术、茯苓、车前子、白芥子等健脾利水祛痰之药；阳虚畏寒肢冷者加附子、菟丝子、仙茅、补骨脂等温补肾阳；久服桂枝者加麦冬以免温燥；有阴虚者去桂枝，加麦冬、五味子；对于顽固性心衰、心脏扩大的患者，北五加皮的用量宜少；阳脱者，方选生脉饮合四逆汤加减，以益气回阳救逆，并配以相应西药，以扶正固本。

第十二章　休克

【概述】

　　休克（shock）是由多种不同致病因素导致有效循环血容量急剧减少，组织细胞灌注严重不足，导致各重要生命器官和细胞缺氧、代谢紊乱及结构损害的综合征。休克发生最初为可逆的，可迅速转变为不可逆并导致多器官功能障碍以至衰竭，甚至死亡。一项全国多中心临床研究调查显示脓毒性休克的患者占多器官功能障碍综合征的 39.7%，28 天住院病死率为 60.4%，随着年龄的增长，病死率逐渐上升。另一项调查显示脓毒性休克死亡组年龄 > 60 岁的患者占 77.14%。迅速改善组织灌注，恢复细胞氧供，维持正常的细胞功能是治疗休克的关键。休克可归属于中医学"厥证""脱证"的范畴。

　　老年性休克患者，因基础疾病多且复杂，病情更加危重，治疗复杂，往往合并多脏器功能衰竭，抢救时药物的选择和应用更是受到了限制。近年随着中医药理论研究的不断发展进步，中医药在治疗休克方面也有了一定成效，因此要降低老年性休克的病死率、减少并发症就必须采用中西医结合的方法。

【病因病机】

一、病因

早期轻度休克多属于中医学"厥证"，严重休克则多归于"脱证"。

1. 外因

感受六淫之邪、疫病温毒之气或其他一切可致厥脱的因素，导致津液大伤、阴脱阳衰、阴阳不能维系。

2. 内因

五志过极，七情内伤，忧伤恼怒或饮食不慎，误食毒馊，劳倦等。喜则气缓，惊则气乱，恐则气下，怒则气上，思则气结；怒伤肝，喜伤心，思伤脾，悲伤肺，恐伤肾，饮食劳倦损伤脾胃，使阴阳之气不相顺接。

3. 不内外因

跌打损伤，交通肇事，虫兽咬伤，意外事故等。

上述三种原因，如导致脏腑功能紊乱，气血津液失调，使得维持人体正常生命活动的阴阳之气严重障碍，便可发生厥脱。

二、病机

厥证的基本病机是多种病因导致气机突然逆乱，升降乖戾，气血阴阳之气不相顺接。病情进一步发展或失治误治，致元气耗散，阴阳虚损，不能相互维系，终至阴阳离决，则为脱证的基本病机。《类证治裁·脱证》言："生命以阴阳为枢纽，阴在内，阳之守；阳在外，阴之使。阴阳互根，互抱不脱，素问所谓阴平阳秘，精神乃治也。"并指出脱证"总由阴阳枢纽不固"。可见休克早期以阴阳气衰为主，晚期则元气耗竭，亡阴亡阳。本病病位主要在心，可涉及肝、肾、肺、脾等脏。

【西医诊断标准或分类标准】

一、诊断

①有发生休克的病因。②意识异常。③脉搏快（超过100次/分钟），或不能触及。④四肢湿冷，胸骨部位皮肤指压阳性（压后再充盈时间大于2秒），皮肤花纹，黏膜苍白或发绀，尿量小于30mL/h或无尿。⑤收缩压小于10.64kPa（80mmHg）。⑥脉压差小于2.66kPa（20mmHg）。⑦原有高血压者收缩压较原有水平下降30%以上。凡符合①②③④中的二项，以及⑤⑥⑦中的

一项者，即可诊断成立。

二、分类

1. 低血容量性休克

因快速大量失血失液等因素导致有效循环容量急剧减少引起的休克。常见病因：失血导致的失血性休克，如消化道大出血、主动脉夹层破裂、异位妊娠破裂、生产大出血等；烧烫伤、中暑、严重吐泻等导致体液大量丢失引起的非失血性休克；严重创伤如骨折、大手术等所致的创伤性休克。

2. 心源性休克

由于心脏泵血功能障碍，心排血量急剧减少，有效循环血容量显著下降引起的休克。常见于大面积心肌梗死、急性心肌炎及各种心肌病终末期、严重心律失常、机械性结构异常，如心脏瓣膜病变、乳头肌、腱索断裂等。

3. 分布性休克

由于血管扩张所致血容量相对不足，导致体循环血压下降，器官灌注不足。常见于感染性休克、过敏性休克、神经源性休克。

4. 梗阻性休克

由于血流通道受阻引起的休克。常见于腔静脉梗阻、心脏压塞、肺动脉栓塞等。

【临床表现】

一、各个组织器官的表现

1. 神志改变是休克最常见的征象，表现为神志淡漠、烦躁或昏迷。

2. 休克早期交感神经兴奋，心率增快。若心率持续性增快会导致心脏舒张期过短，冠状动脉血流减少导致心肌缺血、心脏泵血功能衰竭。

3. 呼吸频率增快出现呼吸性碱中毒，进一步进展为急性呼吸窘迫综合征（ARDS）。

4. 急性肾小管坏死导致少尿或无尿。

5. 胃肠道黏膜缺血出现胀气、功能障碍，肠黏膜屏障受损，炎症介导导致黏膜破坏、细菌移位，促使多器官功能不全。

6. 肝脏受损表现为转氨酶升高、胆红素升高。

7. 血小板计数下降，弥散性血管内凝血。

二、各期临床表现

1. 休克早期

患者神志清醒，烦躁不安，表现为焦虑或激动。面色及皮肤苍白，口唇和牙床轻度发绀，出冷汗，肢体湿冷。可有恶心、呕吐，心率、呼吸频率加快，脉搏尚有力，收缩压可偏低或接近正常，亦可偏高（代偿性），但不稳定，舒张压升高，脉压降低，尿量减少。

2. 休克中期

患者烦躁或反应迟钝，意识模糊。脉搏细速，按压稍重即消失，收缩压降至 10.6kPa（80mmHg）以下，脉压小于 2.7kPa（20mmHg），表浅静脉萎缩，口渴，心音低钝，尿量减少至 20mL/h 以下。重度休克时，呼吸急促，重度紫绀，可陷入昏迷状态，四肢厥冷，大汗淋漓，皮肤湿冷，可见暗紫花纹，收缩压低于 8kPa（60mmHg），甚至测不出，无尿。

3. 休克晚期

此期易发生弥散性血管内凝血和多器官功能衰竭。前者引起出血，可有皮肤、黏膜和内脏出血。消化道出血和血尿较常见，胰腺出血可致急性胰腺炎。多器官功能衰竭包括急性心力衰竭、急性呼吸功能衰竭、肝功能障碍、急性肾功能衰竭和胃肠道功能紊乱而见相应症状及体征。

【急救措施】

一、针灸治疗

针刺水沟、合谷、百会、涌泉、承浆、神阙、关元、四神聪等穴。一般热厥发作者宜针，热毒内陷者可用三棱针点刺十宣、曲泽、委中放血。有体温低或向脱证演变者宜灸，可灸百会、神阙、关元、气海等。

二、口服药

高热神昏者，口服安宫牛黄丸、紫雪丹。气虚阳脱低血压者，口服人参粉或西洋参粉。阳气暴脱证予参附注射液回阳救逆，益气固脱。气阴耗伤证予生脉注射液养阴益气，回阳固脱。真阴衰竭证予参麦注射液救阴固脱。

三、注射液

①生脉注射液可增强心肌收缩力，能显著增加冠状动脉流量，增加心肌灌注量，提高心肌抗缺氧能力，降低心率，升高血压，降低血液黏稠度，改善微循环。②参附注射液减少缺血时的乳酸产生及磷酸激酶释放，从而降低心肌耗氧量，扩张冠状动脉，改善心肌组织的低灌注，并具有良好的清除氧自由基、拮抗毒素的作用。③参麦注射液对失血性休克具有良好的升压、抗心力衰竭作用，能增强心肌细胞的收缩力，同时降低心脏前负荷，对心肌细胞的耐氧性具有良好的改善作用。④清开灵注射液对细菌内毒素引起的发热具有抑制和解热作用，可减少氧自由基对脑细胞的损伤，稳定脑细胞膜，提高惊厥阈值，具有镇静安神的作用。⑤醒脑静注射液具有退热、清除氧自由基和炎性因子的作用，适用于高热、抽搐、昏迷患者，安全性高。⑥参芪扶正注射液可减少脓毒性休克患者的复苏液体量，快速纠正低血压和改善患者病情，具有良好的临床疗效。

四、西医治疗

（一）一般紧急处理

1. 患者应处于休克体位（下肢抬高 15° ～ 20°，头部抬高 20° ～ 30°），注意保暖和安静。

2. 保持气道通畅并吸氧，鼻导管给氧、面罩给氧或气管内插管给氧。

3. 尽早建立静脉通路，如周围静脉萎陷，穿刺有困难时，可考虑行锁骨下或颈内静脉穿刺置管。

4. 必要时适度镇静镇痛，急性心肌梗死或创伤性休克给予吗啡或哌替啶等镇痛。

（二）液体复苏

除心源性休克外，各种休克大多存在循环血容量不足，在休克早期即应及时补液，以改善器官微循环的灌注。液体复苏扩容原则是按需供给，补液时须监测中心静脉压、肺毛细血管压。对脓毒症所致的低灌注，推荐在拟诊为脓毒性休克起的 3 小时内输注至少 30mL/kg 的晶体溶液进行初始复苏。建议使用动态指标预测液体反应性。采用被动抬腿试验、容量负荷试验，以及补液后每搏输出量的变化、收缩压变化、脉压变化及机械通气后胸内压变化等的动态检测指标预测液体反应性。补液种类包括晶体液和胶体液两种，选择液体在评估基础疾病、损失体液成分、休克程度、是否出血等因素后作出判断。脓毒性休克患者初始液体复苏及随后的容量替代治疗中，推荐使用晶体液。低血容量休克往往要补充血液制品。

（三）纠正酸中毒和电解质紊乱

可用 5% 碳酸氢钠 100 ～ 200mL 或 11.2% 乳酸钠 40 ～ 80mL 静脉注射，再根据血气分析及电解质测定结果调整剂量。

（四）血管活性药物

血管活性药物的应用一般应建立在液体复苏的基础上，但对于危及生命的极度低血压（收缩压 < 50mmHg），或经液体复苏后不能纠正的低血压，可在液体复苏的同时使用血管活性药物，以尽快提升平均动脉压，恢复全身血液灌注。脓毒性休克及失血性休克首选去甲肾上腺素，尽可能通过中心静脉通路输注，常用剂量为 0.1 ～ 2μg/（kg·min）。对于快速性心律失常风险低或心动过缓的患者，可将多巴胺作为替代药物。正性肌力药物可考虑在前负荷良好而心输出量仍不足时应用，首选多巴酚丁胺。磷酸二酯酶抑制剂具有强心和舒张血管的综合效应，可增强多巴酚丁胺的作用。对于终末期、难治性心衰，常用米力农。肾上腺素常用于难治性休克、过敏性休克。扩血管药物常用于外周血管阻力增高，心排血量降低者，常用药为硝普钠、酚妥拉明、硝酸甘油。

（五）肾上腺皮质激素

肾上腺皮质激素可用于各种休克，糖皮质激素有减轻毒血症和稳定细胞膜、溶酶体膜的作用，大剂量时有增加心排血量，降低血管阻力，增加冠状动脉血液灌注量的作用。一般剂量为氢化可的松每日 0.2 ～ 0.3g 或地塞米松每日 10 ～ 20mg，疗程不宜超过 3 天，休克纠正后应尽早停用。

（六）防治并发症

（1）预防肾功能衰竭：保证有效肾灌注量，在补充血容量的前提下使用速尿 40 ～ 120mg 静脉注射。

（2）急性呼吸衰竭：保持呼吸道通畅，吸氧，适当应用呼吸兴奋剂尼可刹米注射液、洛贝林。

（3）脑水肿治疗：①降低颅内压：20% 甘露醇或甘油果糖 250mL 快速静脉注射，改善脑代谢。② DIC 治疗：抗血小板聚集及改善微循环，高凝血期应用肝素或低分子肝素，补充凝血因子，栓塞者使用溶栓剂。

（七）病因治疗

对于脓毒性休克者推荐在入院后或判断为脓毒症后尽快使用抗菌药物，最佳时间在 1 小时内，延迟不超过 3 小时。推荐经验性使用可能覆盖所有病原体的抗菌药物。在病原学诊断及药敏结果明确或临床症状充分改善后，推荐进行降阶梯治疗急性冠状动脉综合征并发心源性休克的患者行早期血管重建，可行经皮冠状动脉介入术（PCI）或冠状动脉旁路移植术（CABG），必要时使用机械辅助循环装置，如主动脉内气囊反搏术或体外加压反搏术。失血性休克者有活动性出血时应及时止血。过敏性休克时要尽快脱离过敏原，使用脱敏药。

【中医临床证治】

一、辨证论治

（一）辨证要点

厥脱以虚实寒热为辨证总纲领。实证、热证者表现为突然昏仆，面红气粗，声高息促，口噤握拳，或痰涎壅盛，或身热谵妄，舌红，苔黄腻，脉洪大有力。虚证、寒证者表现为眩晕昏厥，面色苍白，声低息微，口开手撒，或汗出肢冷，舌胖或淡，脉细弱无力或迟。

（二）分证论治

1. 热厥

证候：身热头痛，烦渴躁妄，胸腹灼热，尿赤便秘，便下腐臭，气粗息促，汗出如油，周身皮肤花斑，四肢厥冷。甚者神昏抽搐，谵语，舌质红绛，苔黄燥，脉数或促。

治法：泄热解毒开窍，益气养阴固脱。

方药：人参白虎汤或黄连解毒汤合生脉散加减。生石膏 30g，知母 15g，人参 9g，甘草 6g，粳米 10g，黄芩 6g，黄连 9g，栀子 9g，黄柏 6g，麦冬 9g，五味子 6g。

加减：肝阳偏亢，头晕而痛，面赤躁扰者，加钩藤 15g，石决明 15g，磁石 20g，平肝潜阳；急躁易怒，肝热甚者，加菊花 15g，牡丹皮 15g，龙胆草 15g，清泻肝火；兼有痰热，症见喉中痰鸣，痰阻气塞者，加胆南星 10g，浙贝母 15g，橘红 12g，竹沥 10g，涤痰清热。

2. 寒厥

证候：肢体厥冷，面色苍白，唇甲青紫，恶寒蜷卧，神厥欲寐，冷汗出，下利清谷，舌淡，苔滑润，脉沉微。

治法：益气固阳。

方药：参附汤、四逆汤或四味回阳饮加减。人参 30g，附子 30g（先煎），炮姜 9g，炙甘草 6g。

加减：汗出多者，加黄芪 30g，白术 15g，龙骨 30g，牡蛎 30g，加强益气功效，固涩止汗；下利清谷甚者，加白术 15g，茯苓 15g，陈皮 9g，薏苡仁 15g，健脾渗湿。

3. 痰厥

证候：素有咳喘宿痰，多湿多痰，恼怒或剧烈咳嗽后突然昏厥，喉有痰声，或呕吐涎沫，呼吸气粗、胸腹闷胀；或时昏时醒，语言错乱或意识模糊，甚则昏不识人，呼之不应，面色晦暗，舌体胖大而有齿痕，舌质淡，苔白腻或灰腻，脉沉滑或沉濡。

治法：行气涤痰开窍。

方药：涤痰汤合菖蒲郁金汤加减。茯苓 12g，人参 10g，甘草 10g，橘红 12g，胆南星 12g，半夏 12g，竹茹 12g，枳实 12g，石菖蒲 9g，牡丹皮 12g，郁金 6g，灯心草 6g，淡竹叶 9g，鲜竹沥 12g。

加减：若痰湿化热，便干便秘，舌苔黄腻，脉滑数者，加黄芩 9g，栀子 9g，瓜蒌仁 9g，清热降火。

4. 气脱

证候：以突然昏倒，神识不清，面色㿠白，口唇发绀，胸闷憋气，呼吸微弱，汗出肢冷，舌质淡，脉微细欲绝为主症。此因元气素虚，每因过度疲劳，或悲恐之时，气乱气陷，清阳不升，卫气不固，正气外脱所致。

治法：补气固脱。

方药：独参汤或参附汤加减。人参 45g，炮姜 9g，附子 30g（先煎）。

加减：如气津两伤可用生脉散，药用人参 9g，麦冬 9g，五味子 6g；气脱亡阳者加四逆汤，药用附子 15g（先煎），干姜 6g，炙甘草 6g。

5. 血脱

证候：常因失血过多，突然昏厥，面色苍白，口唇无华，四肢震颤，自汗肢冷，目陷口张，呼吸微弱，舌质淡，脉芤或细数无力。

治法：补养气血。

方药：急用独参汤灌服，继服人参养荣汤。黄芪 20g，当归 10g，肉桂 10g，甘草 6g，橘皮 10g，白术 10g，人参 10g，白芍 15g，熟地黄 15g，五味子 6g，茯苓 30g，远志 15g，生姜 10g，大枣 10g。

加减：汗出不止，加牡蛎 20g，龙骨 20g，以固涩止汗；若自汗肤冷，呼吸微弱者，加附子 9g（先煎），干姜 9g，温阳；若口干少津者，加麦冬 15g，玉竹 12g，沙参 15g，养阴；心悸少寐者，加龙眼肉 12g，酸枣仁 12g，养心安神。

6. 亡阴

证候：低热烦躁，心悸多汗，汗出如油，喘促不安，口渴喜饮，尿少色黄，肢厥不温，皮肤花斑。舌体偏小，质绛，舌面少津，脉细数无力或沉微欲绝。

治法：益气养阴固脱。

方药：生脉散或固阴煎加减。人参30g，熟地黄12g，黄精12g，山萸肉9g，黄芪15g，山药12g，麦冬12g，五味子6g，甘草3g。

7. 亡阳

证候：亡阳多由气脱所致，或可因寒厥渐进，心阳暴脱所致，或可因温病后期，肝肾阴亏，阴损及阳，热厥变化所致。临床表现为手足逆冷，无热畏寒，或身冷如冰，神清淡漠，尿少或遗尿，下利清谷，面色晦暗无华，气息微弱。舌淡苔白，脉微欲绝。

治法：益气回阳固脱。

方药：参附汤或四逆汤加减。人参30g，制附片30g（先煎），干姜10g。

8. 阴竭阳脱

证候：神清淡漠，目呆口张，瞳孔散大，面色晦暗无华，舌卷囊缩，手足逆冷，或身冷如冰，尿少或遗尿，自利清谷，或低热烦躁，心悸多汗，口渴喜饮，尿少色黄，肢厥不温。舌淡或绛，舌面少津，苔厚或少苔，脉细数，微欲绝。

治法：敛阴益气，回阳救逆。

方药：生脉散合四逆汤加减。人参45g，麦冬15g，五味子6g，制附片30g（先煎），干姜10g，山萸肉10g，生龙骨15g，生牡蛎15g。

二、针灸治疗

1. 针灸疗法

（1）取穴：水沟、素髎、中冲、涌泉、足三里。

（2）随证配穴：热厥配劳宫、十宣；寒厥配百会、神阙；阴脱配阴郄、关元；阳脱配百会、气海、关元；阴阳俱脱配百会、气海、关元、三阴交。

（3）操作方法：先刺水沟、素髎、涌泉，施泻法，强刺激；中冲以三棱针点刺出血；足三里平补平泻；百会先针后灸；气海、关元用灸法。

（4）方义：水沟、素髎具有苏厥醒脑之功效；中冲为手厥阴之井穴，可开郁定志；涌泉为足少阴之井穴，可通关开窍，平冲逆之气。四穴合用，使逆乱之气顺接，升降得循常道。足三里为回阳九针穴之一，刺之可调中气而益元气；热厥泄劳宫，点刺十宣以清心泄热开窍；寒厥艾灸百会、神阙，以回阳救逆；阴脱配关元、阴郄，关元乃三阴经与任脉之会，灸之滋阴扶本；阴郄养阴救急；阴阳俱脱配百会、气海、关元、三阴交以益气滋阴，回阳固脱。

2. 艾灸疗法

（1）取穴：百会、膻中、神阙、气海、关元、至阴、涌泉、隐白。

（2）操作方法：每次选穴 2～5 个，可用小艾炷（如米粒、麦粒、绿豆粒大）直接灸，施灸不计壮数，至汗出脉动为度；也可用艾条作雀啄灸。

3. 电针疗法

（1）取穴：涌泉、水沟、足三里、内关。

（2）操作方法：选用疏密波或连续波，强刺激通电时间至升压满意为止。

4. 耳针疗法

（1）取穴：肾上腺、皮质下、牙、下耳根、心。

（2）操作方法：每次取 2～4 穴，毫针刺，局部有胀痛感，间歇运针，频率为 50 次 / 分钟，留针 1～2 小时。

【名中医经验荟萃】

一、于凯成

名老中医于凯成教授认为心源性休克的发生是因原有心之重疾，体用俱损，心阳虚衰，不能温运血脉，推动血行，致使心脉瘀阻。津血同源，血瘀则阴津外渗形成水湿，又致阴伤，造成上有绝阳之络，下有破阴之纽，而上引下竭，阴阳互不维系，五络俱竭。益气养阴法适用于热病伤津耗气，或久病气阴两伤，或心之气阴素亏而合并休克者。方用生脉散加味，药用红参、五味子、麦冬、玄参、黄芪。回阳固脱法适用于热病寒邪直中少阴，或心肾阳气素亏，突然暴脱而休克，或休克晚期由气阴两脱转为阳脱者，应用参附汤或四逆汤等，药用红参、附子、干姜、青皮、甘草、桂枝、五味子、龙骨、牡蛎、山茱萸和猪胆汁等。育阴潜阳法适用于素体心肾阴亏，或热病后期，阴液枯涸，并发休克者。方用三甲复脉汤加减，药用牡蛎、鳖甲、龟甲、生地黄、麦冬、山茱萸、五味子、炙甘草等。

二、赵淳

赵淳教授系第三、第四批全国老中医药专家学术经验继承工作指导老师，以下介绍他救治脓毒性休克的几点经验。

（1）重视掌握脓毒性休克中医病机及其演变规律：强调救命为先，救急与防变并重，当以救命第一、综合救治、防治其变为大法。临证时强调在正确应用西医救治方法的同时进行中医辨证施治，及时采用益气养阴固脱、回阳救逆固脱等治法，并据所出现的兼证及危重变证予以清热解毒、凉血活血、化瘀通络、通腑泄热、涤痰平喘、开窍醒神等治法。首先选用药证相符的现代中药制剂静脉给药，发挥其速效、高效、稳效的作用，急救顾命，并积极防治各种并发症及危重变证，从而提高脓毒性休克的抢救成功率。对气脱者，可用黄芪注射液 40～60mL 加入 0.9% 生理盐水 250mL 静脉注射；阴脱者，可用参麦注射液 100～200mL 或生脉注射液 50～100mL 加入 0.9% 生理盐水 250mL 静脉注射或用微量泵静脉泵入；阳脱者，用参附注射液 60～100mL 加入 0.9% 生理盐水 250mL 静脉注射或用微量泵静脉泵入；阴阳俱脱者，宜联合应用参麦注射液及参附注射液分别静脉注射。对邪毒内陷、败血损络者，可用血必净注射液 50～100mL 加入 0.9% 生理盐水 250mL 静脉注射，2～3 次/日；神昏者，可用清开灵注射液 40～60mL 或醒脑静注射液 20mL 加入 0.9% 生理盐水 250mL 静脉注射；血瘀者，宜用血必净注射液静脉注射，亦可用三七总皂苷粉针 0.4g 或丹红注射液 20mL 或疏血通注射液（水蛭、地龙提取物）4mL 加入 0.9% 生理盐水 250mL 静脉注射。

（2）辨证救治，整体调整。

（3）实践指南，注重循证。

（4）细菌、内毒素、炎性介质、器官保护并治，降低病死率。

第十三章 急性上消化道出血

【概述】

急性上消化道出血是指屈氏韧带以上的消化道，包括食管、胃、十二指肠和胰管、胆管病变引起的急性出血，胃空肠吻合术后吻合口附近的空肠上段病变所致的出血也属这一范围。根据出血的病因分为非静脉曲张性出血和静脉曲张性出血两类。主要临床表现是呕血和便血，也有以头晕、乏力、晕厥等不典型症状来急诊科就诊者。

80%～90%急性上消化道出血是非静脉曲张性出血，最常见的病因为胃十二指肠消化性溃疡（20%～50%）、胃十二指肠糜烂（8%～15%）、糜烂性食管炎（5%～15%）、贲门黏膜撕裂（8%～15%），其他原因有上消化道恶性肿瘤，Dieulafoy病变等。

和中青年患者相比，老年人体质弱，生理功能降低，因此发生上消化道出血与中青年患者比较，具有较大差异：①临床腹痛表现较少，与老年患者感觉迟钝、表达能力差有关，部分患者伴头晕、心悸、口渴等症，需要警惕消化道出血可能，及早进行胃镜检查，科学诊断。②老年人心脑血管疾病发病率高，临床上患者广泛长期应用非甾体类抗炎药（主要是阿司匹林），这些药物长期使用会通过多种途径直接或间接地损伤胃黏膜。③老年病因中胃溃疡最多，这可能与以下几种情况有关：老年人通常体质弱，心肺功能下降，整体循环功能减退，这往往会造成胃黏膜缺血、瘀血，形成循环不畅，形成胃黏膜损伤与病变。幽门螺杆菌感染率较高，更易导致消化道溃疡的发生。④老年患者动脉硬化明显，血管弹性差，部分还合并凝血功能异常，血管受侵蚀后更易发生大出血，同时由于血管硬化、狭窄、痉挛等因素，导致不易止血。

老年人上消化道出血应首先考虑上消化道肿瘤、胃溃疡、急性胃黏膜病变的可能，且这些患者多伴有合并症，诱因以服用非甾体抗炎药多见，病情重，死亡率及复发率高。老年人复发率高与长期口服 NSAIDs 等药物有关，也可能与 Hp 检测率、根除率低有关。若能及时明确病因，并根据临床特点给予综合治疗，可以改善疗效和预后。

本病属于中医学"血证""吐血""便血"范畴。

【病因病机】

本病可由感受外邪、情志过极、饮食不节、劳倦过度、久病或热病等多种原因导致。隋代巢元方《诸病源候论》对各种血证的病因病机作了较详细的论述。《景岳全书》曰："动者多由于火，火盛则迫血妄行；损者多由于气，气伤则血无藏。"对血证的内容作了比较系统的阐述，将引起出血的病因概括为"火盛"及"气虚"两个方面。本病病机可归结为火热熏灼、迫血妄行、气虚不摄、血溢脉外。

【西医诊断标准或分类标准】

一、诊断标准

1. 上消化道出血的诊断

根据呕血与黑便、失血性周围循环衰竭的临床表现；呕吐物或大便潜血阳性，红细胞、血红蛋白不同程度的降低即可确诊。排除以下情况：药物和食物导致的假性黑便，潜血假阳性；口鼻咽部出血；肺结核、肺癌等咳血；少数大出血引起休克，但尚无黑便和呕血须与其他休克相鉴别。

2. 出血量的判断

（1）轻度：少量呕血或黑便，出血量≤ 400mL，血压正常，血红蛋白≥ 100g/L，无临床症状。

（2）中度：呕血和（或）黑便，出血量较多，500～1000mL，影响血压、脉搏，血红蛋白 60～90g/L，有乏力、头晕、心慌等症状，突然起立时可昏厥。

（3）重度：出血量 ≥ 1000mL，出现休克，血红蛋白 ≤ 60g/L。

3. 出血没有停止的判断

（1）仍有反复呕血或转为呕鲜红血；黑便次数增多，粪质稀薄或转为暗红色，肠鸣音活跃。

（2）周围循环衰竭的临床表现经治疗无好转或又恶化，脉搏 ≥ 120 次 / 分，血压仍有下降趋势。

（3）红细胞、血红蛋白继续下降。

（4）内镜见出血，胃管抽出鲜血，可见活动性出血。

（5）在补液与尿量补足的情况下，尿素氮增高而不降低。

二、分类

1. 根据出血速度及病情轻重，临床上分为

（1）一般性急性上消化道出血，出血量少，生命体征平稳，预后良好。

（2）危险性急性上消化道出血，在 24 小时内消化道大量出血导致血流动力学紊乱、器官功能障碍。这类危险性出血占 15%～20%。

2. 根据出血的病因分为

（1）非静脉曲张性出血。

（2）静脉曲张性出血。

十二指肠溃疡出血、胃溃疡出血、食管静脉曲张出血占前 3 位。

【急救措施】

一、紧急评估

以典型的呕血、黑便或血便来就诊的患者，很容易作出诊断。而以头晕、乏力甚至晕厥的就诊患者，急诊医师应保持高度警惕，尤其是伴有血流动力学改变及急性血红蛋白降低的患者，应积极明确或排除上消化道出血的可能性。

1. 意识判断

意识障碍是急性失血严重程度的重要表现之一，也是患者呕吐误吸导致窒息死亡和坠积性肺炎的重要原因。格拉斯哥昏迷评分（GCS）＜8分表示患者昏迷，应对呼吸道采取保护措施。

2. 气道评估（airway A）

评估气道是否通畅，保持其开放。

3. 呼吸评估（breathing B）

评估呼吸频率、节律是否正常，应及时实施人工通气支持。对于伴有意识障碍的患者，因无创通气会增加误吸的危险，不提倡应用。

4. 血流动力学状态

疑有上消化道出血的患者应及时测量脉搏、血压、毛细血管再充盈时间，以评估失血量，判断血流动力学状态是否平稳。

二、紧急处置

患者入院6～48小时，治疗目标是控制急性出血，维持生命体征平稳。

对于发生意识障碍或呼吸循环衰竭障碍的患者，应常规采取"OMI"，即吸氧（oxygen，O）、监护（monitoring，M）和建立静脉通路（intravenous，I）。对于严重出血的患者，应当开放2条甚至2条以上通畅的静脉通路，必要时采用中心静脉置管，并积极配血，开始液体复苏。

1. 容量复苏

常用的包括生理盐水、平衡液、人工胶体和血液制品。通常主张先输入晶体液。合并感染的应禁用或慎用人工胶体，在没有控制消化道出血的情况下，应尽早使用血液制品。

2. 输血

存在以下情况时应考虑输血：收缩压＜90mmHg或较基础收缩压下降＞30mmHg，血红蛋白＜70g/L，血细胞比容＜25%，心率＞120次/分。因患者急性失血后血液浓缩，单独输血并不能有效改善微循环缺血缺氧状态，故需输液、输血相继或同时进行。

输用库存血较多时，每输血 600mL 时应静脉补充葡萄糖酸钙 10mL；肝硬化或急性胃黏膜损伤的患者，尽可能采用新鲜血液；活动性出血和血小板计数 $< 50×10^9/L$ 的输注血小板；纤维蛋白原浓度 $< 1g/L$ 或活动部分凝血酶原时间（国际标准化比） > 1.5 倍正常值的应给予新鲜冰冻血浆。

3. 限制性液体复苏

门脉高压食管静脉曲张破裂出血的患者，过度输液或输血可能导致无法止血或再出血。要避免只用生理盐水扩容，以免加重或加速腹水或其他血管外液体的蓄积；对高龄伴心、肺、肾疾病的患者，应防止输液量过多，以免引起急性肺水肿。

4. 血容量充足的判定及输血目标

血容量充足的判定：收缩压 90 ～ 120mmHg，脉搏 < 100 次 / 分，尿量 $>$ 40mL/h，血钠 < 140mmol/L，意识改善，无显著脱水貌。输血目标：输血患者血红蛋白达到 80g/L，血细胞比容 25% ～ 30% 为宜，过度可诱发再次出血。

三、二次评估

在解除危及生命的情况、液体复苏和药物治疗开始后，生命体征平稳时开始进行预后评估（全面评估），包括病史、全面查体和实验室检查等。通过评估，对病情的严重程度、可能的疾病诊断、有无活动性出血及出血预后作出判断。

四、临床治疗

1. 一般治疗

卧床休息，保持呼吸道通畅，避免呕吐物反流引起窒息。活动性出血期应禁食。监测患者体温、脉搏、呼吸、血压等生命体征，了解病情发生、发展过程，稳定和恢复生命体征。

2. 基础治疗

在生命支持和容量复苏的同时，可采取"经验性联合用药"。严重的急性上消化道出血联合用药的方案：静脉应用生长抑素和质子泵抑制剂。当怀疑静脉曲张性出血时，可联合使用血管升压素和抗生素。

3. 药物治疗

（1）抑酸药物：抑酸药物可提高胃内 pH 值，促进血小板聚集和纤维蛋白凝块形成，避免血凝块过早溶解，有利于止血和预防再出血。临床常用质子泵抑制剂和 H_2 受体拮抗剂。

（2）止凝血治疗：凝血功能障碍者，静脉注射维生素 K，为防止继发性纤溶，可使用止血芳酸等抗纤溶药。新型口服抗凝剂增加胃肠道出血风险，但经治疗纠正后国际标准化比值（INR）在 1.5～2.5，可进行内镜检查治疗。胃管置入患者可灌注冰冻去甲肾上腺素溶液或硫糖铝混悬液，云南白药也有一定疗效。

（3）生长抑素及其类似物：是肝硬化急性食管胃底静脉曲张出血的首选药物之一，也可用于急性非静脉曲张出血的治疗。使用生长抑素可显著降低消化性溃疡出血患者的手术率，预防早期再出血的发生。可有效预防内镜治疗后肝静脉压力梯度的升高，提高内镜治疗成功率。

（4）抗菌药物：在肝硬化和急性上消化道出血的患者中预防性应用抗生素可显著减少细菌感染，降低全因死亡率、细菌感染死亡率，减少再出血事件和住院事件。

（5）血管升压素：静脉使用血管升压素可显著控制静脉曲张出血，但不能降低病死率，存在心脏及外周器官缺血、心律不齐、高血压、肠缺血等不良反应，临床上多联合硝酸酯类药物减轻其不良反应。

4. 急诊内镜检查和治疗

内镜检查可有效鉴别是否为上消化道出血，明确出血病因。内镜下可通过药物、止血夹、结扎、电凝等方式有效止血，是目前首选的治疗方式。

在出血 24 小时内，血流动力学情况稳定后，无严重并发症的患者应尽快行急诊内镜检查。对高危征象患者和怀疑肝硬化静脉曲张出血的患者，应在 12 小时内进行急诊内镜检查。

5. 介入治疗

包括选择型血管造影及栓塞（TAE）、经颈静脉肝内门－体静脉支架分流术（TIPS），主要适用于出血保守治疗效果不佳，外科手术后再发静脉曲张破裂出血或终末肝病等待肝移植术期间静脉曲张破裂出血。TIPS 对急诊静脉曲张破裂出血止血成功率达 90% ～ 99%，但远期（≥ 1 年）疗效不确定。

6. 外科手术治疗

外科分流手术在降低再出血率方面非常有效，但会增加肝性脑病风险，且与内镜及药物治疗相比并不能提高生存率。

五、三次评估

1. 再出血和死亡风险评估

急诊治疗早中期可采用 Blatchford 评分，评分 ≥ 6 分为中高危，< 6 分为低危。Child–Pugh 分级适用于肝硬化门静脉高压患者。

2. 多器官功能障碍评估

包括心血管、胃肠、肝肾、呼吸、中枢神经、凝血系统等功能障碍的评估。

3. 转诊专科病房治疗原发病或随访

待患者病情稳定，出血得到控制后，可根据其原发疾病转至专科病房继续治疗或出院随访。

【中医临床证治】

一、辨证论治

（一）辨证要点

《景岳全书·血证》曰："血本阴精，不宜动也，而动则为病。血主荣气，不宜损也，而损则为病，盖动者多由于火，火盛则逼血妄行；损者多由于气，气伤则血无以存。"临床上可分为以下证型。

（二）分证论治

1. 胃热炽盛证

证候：吐血量多，色红或紫暗，脘腹胀闷，甚则疼痛，口臭便秘，或大便色黑。舌红苔黄，脉滑数。

治法：清胃泻火，化瘀止血。

方药：泻心汤合十灰散加减。生大黄 6g（后下），黄连 9g，黄芩 9g，大蓟 15g，小蓟 15g，侧柏叶 15g，茜草 10g，炒栀子 10g，牡丹皮 15g，白茅根 15g。

加减：胃气上逆，恶心呕吐者，加代赭石 15g，旋覆花 5g，竹茹 10g，以和胃降逆。热伤胃阴而口渴，舌红少津，脉细数，加麦冬 15g，石斛 10g，天花粉 15g，养胃生津。

2. 肝火犯胃证

证候：吐血色鲜红或紫暗，呕吐频作，嘈杂泛酸，胃脘痞胀灼热，心烦易怒，胁痛口苦。舌红苔黄，脉弦数。

治法：泻肝清胃，凉血止血。

方药：龙胆泻肝汤加减。龙胆草 6g，炒黄芩 9g，山栀子 10g，炒泽泻 15g，木通 9g，车前子 9g，当归 15g，生地黄 20g，柴胡 10g，生甘草 6g。

加减：胁痛者，加郁金 15g，香附 15g，理气活络止痛。积块者，加鳖甲 20g，龟甲 20g，软坚散结。吐血量多者，加赤芍 10g，水牛角 15g，凉血止血。

3. 气虚血溢证

证候：吐血反复不止，时轻时重，血色暗淡，神疲乏力，心悸气短，胃脘隐痛，面色苍白。舌淡苔薄，脉弱。

治法：益气摄血。

方药：归脾汤加减。白术 15g，党参 15g，黄芪 20g，当归 10g，甘草 5g，茯苓 15g，远志 10g，酸枣仁 12g，木香 10g，龙眼肉 9g，生姜 6g，大枣 9g。

加减：肢冷、畏寒、便溏者，加侧柏叶 10g，艾叶 10g，炮姜炭 10g，以温经止血。中气下陷，神疲气短，加柴胡 10g，升麻 10g，益气升陷。

4. 脾胃虚寒证

证候：便血紫暗，甚则黑色，腹部隐痛，喜热饮，面色无华，神倦懒言，便溏。舌淡，脉细。

治法：健脾温中，养血止血。

方药：黄土汤加减。灶心黄土 60g，地黄 20g，甘草 6g，白术 15g，制附子 10g（先煎），阿胶 15g（烊化），黄芩 10g。

加减：畏寒肢冷，阳虚甚者，去黄芩、地黄，加鹿角霜 12g，干姜 10g，艾叶 10g，以温阳止血。

二、针灸治疗

1. 胃热炽盛：上脘、内庭，泻法。

2. 肝火犯胃：不容、劳宫、梁丘、太冲，泻法。

3. 脾虚不摄：中脘、脾俞、足三里、隐白，补法加艾灸。

【名中医经验荟萃】

邱和明教授一直从事中医医疗、教学、科研工作，致力于中医治疗血证、肾炎、肝病、脾胃病等临床研究，成绩卓著。邱教授依据中医学关于血证的基本理论，结合临床经验，提出"明确病位辨病性，求因审证辨虚实"的诊断辨证思路，谨守病机，确立"治火、治气、治血"的基本原则。治火者，实火当清热泻火，虚火当滋阴降火；治气者，实证当清气降气，虚证当补气益气；治血者，血热宜凉血止血，血瘀宜活血止血，出血日久体虚或量多宜收敛止血。常用的止血方法有以下 4 种。

1. 清热凉血止血法

该法适于脏腑实热、气火逆乱及血热妄行所引起的血证。常用药物有赤芍、牡丹皮、栀子、黄芩、侧柏叶、茜草、大蓟、小蓟、紫草等。在胃者宜清胃止血，如泻心汤、清胃散等；在肝者宜清肝泻火，平肝止血，如龙胆泻肝汤等。

2. 降火滋阴止血法

该法适于火盛动血及阴虚火旺之血证。常用药物有生地黄、熟地黄、沙参、麦冬、玉竹、百合、墨旱莲、女贞子、知母等。此法含有降火、滋阴两方面，证属实火当降气降火，证属虚火当滋阴降火。

3. 理气益气止血法

该法适于气逆上冲、血随气逆及气虚不摄、脾不统血所致的血证。常用药物有郁金、降香、沉香、黄芪、党参、炙甘草、炮姜炭、煅牡蛎、血余炭等。血证因于气者，或为气有余，或为气不足。气有余或气逆当行气降气，气虚当补气益气。

4. 和血化瘀止血法

该法适于内伤、瘀血内停所致的出血。常用药物有桃仁、红花、三七、蒲黄、牛膝等。一方面当止血，另一方面又当祛瘀，因为瘀不去则血不归经。

第十四章　急性胰腺炎

【概述】

急性胰腺炎（AP）是指多种病因导致胰酶在胰腺组织内被激活后引起胰腺组织自身消化破坏，胰腺水肿、出血坏死的急性发作炎症性疾病。常见的临床表现为急性上腹部疼痛、腹胀、恶心、呕吐、发热。特征性的腹痛位于左中上腹，呈持续性，还可以放射到腰背部，出现剧烈腹痛、高度腹胀、持续发热等表现，甚至表现为血压下降、呼吸急促、尿量明显减少，因而严重影响患者的生命健康。本病为常见急腹症，大多数患者的病程呈自限性，20%～30%的患者临床经过凶险，总体病死率为5%～10%。

老年急性胰腺炎患者以女性为主，病因多为胆源性因素，易并发肺炎及多器官功能障碍综合征，年龄是死亡的独立危险因素但不是重症胰腺炎（SAP）的独立影响因素。随着我国人口的逐渐老龄化，明确老年AP患者的临床特点对于制订治疗策略和优化治疗方案具有重要意义。

本病属于中医学"腹痛""脾心病""胃心痛""胰瘅"等范畴。

【病因病机】

本病的病因分为主要病因和次要病因：主要病因包括胆石、虫积、素体肥胖、暴饮暴食、嗜食肥甘厚腻等，次要病因主要有情志失调、素体亏虚、外感六淫之邪等。各种致病因素均可引起气机不畅，脾胃运化失司，痰湿内蕴，郁久化热，久则血瘀、浊毒渐生，有形之邪阻滞中焦，导致"腑气不通，不通则痛"，其病性以里、实、热证为主。腑气不通、瘀毒内蕴是本病复杂多变、危重难治的关键病机。

【西医诊断标准或分类标准】

一、诊断思路

突然出现的左中上腹痛时要怀疑急性胰腺炎，特别是饱餐或饮酒后发生的持续性较剧烈的疼痛。可能伴有腹胀、恶心、呕吐、发热，这些都是值得注意的可疑表现。

二、诊断标准

包括临床特征、血清胰酶浓度及 CT 检查。临床上符合以下 3 项特征中的 2 项即可诊断。

1. 与 AP 相符合的腹痛。

2. 血清淀粉酶和（或）脂肪酶浓度至少高于正常上限值 3 倍。

3. 腹部影像学检查符合 AP 影像学改变。

影像学检查强调胰腺 CT 扫描是诊断并判断 AP 严重程度的首选方法。建议在患者就诊 12 小时内完成 CT 扫描，可以评估胰腺炎症的渗出范围。发病 72 小时后完成增强 CT 检查，可有效区分胰周液体积聚和胰腺坏死范围。

三、分类

根据有无脏器衰竭将 AP 分为轻症、中度重症和重症。

（1）轻症（MAP）：无局部或全身并发症，无器官功能衰竭，通常在 1 ~ 2 周内恢复。MAP 占 AP 的 60% ~ 80%，病死率极低。

（2）中度重症（MSAP）：伴有局部或全身并发症，可伴有一过性的器官衰竭（48 小时内可恢复）。早期病死率低，后期如坏死组织合并感染，病死率增高。MASP 占 AP 的 10% ~ 30%，病死率低于 5%。

（3）重症（SAP）：伴有持续的器官功能衰竭（持续 48 小时以上），可累及一个或多个脏器。SAP 占 AP 的 5% ～ 10%，病死率高达 30 ～ 50%。

四、病情严重程度的判断

1. 症状和体征

MAP 仅有腹痛，或伴有腹部压痛。中度重症以上的 AP 伴有腹胀、腹部膨隆、发热等。SAP 可出现口唇紫绀、皮肤花斑、四肢湿冷，尿量减少等，甚至出现意识模糊。

2. 实验室检查

血清淀粉酶和脂肪酶不能反映 AP 的严重程度；血常规的白细胞计数和分类对于判断感染和全身严重性反应综合征有一定价值；血清钙可在一定程度上反映 AP 的严重程度。C 反应蛋白在发病 36 ～ 72 小时达到高峰，入院 48 小时后 C 反应蛋白达到或高于 1500mg/L 时有助于区别是 MAP 还是 SAP；血清降钙素原是反映 AP 是否合并全身感染的重要指标，降钙素原＞ 2.0ng/mL 提示脓毒血症。血清乳酸水平对判断 AP 合并感染也有一定价值。血气分析可以反映血液 pH 值、动脉血氧分压、二氧化碳分压等指标，对于判断是否存在缺氧、成人呼吸窘迫综合征或肺水肿有重要价值。

3. 影像学检查

器官功能衰竭和胰腺坏死常在入院 48 小时后才出现，因此早期的腹部 CT 和 MRI 并不能准确评估 AP 的严重程度。

4. APACHE Ⅱ评分

目前认为是较为可靠的评分标准。入院后 72 小时内 APACHE Ⅱ评分 ≥ 8 分者死亡率可达 11% ～ 18%，而＜ 8 分者死亡率则低于 4%。因此动态评估 APACHE Ⅱ评分与 AP 预后密切相关。

【急救措施】

一、强调早期识别与处理 SAP 的 MDT 理念

许多病情严重的 AP 患者在初诊时尚未表现出胰腺坏死，从而导致了一些临床治疗措施的延误。如何在患者入院第一个 48 小时内准确判断 AP 的严重程度，尤其是 SAP 的早期识别非常重要，建议尽快完成各项实验室检查和胰腺 CT 检查，建立多学科协调、会诊和转科机制。SAP 诊断明确后立即转入重症监护病房（ICU）或具有 ICU 条件的单位治疗。在转运过程中应同时进行监护并配备呼吸机，转运时间控制在 3 小时内。

二、以非手术治疗为主体的早期治疗

MAP 因无并发症、病程较短，仅须采取基础治疗（禁食、抑酸、抑制胰酶分泌等）措施即可，但针对病因（胆囊炎、高脂血症）的治疗非常重要，对防止 AP 复发有积极意义。

1. 加强监护监测

生命体征、腹部体征变化；血常规、肝肾功能、血脂、电解质等；腹部 CT 或 MRI；根据目的调整监测频率和指标，每 4～6 小时重复一次。

2. 一般治疗

短期禁食，有严重腹胀者应采取胃肠减压等措施。MAP 患者腹痛减轻或消失，血液淀粉酶下降至接近正常，肠道动力恢复时可考虑开始恢复饮食，开始以流质为主，逐步过渡至低脂饮食。MAP 的液体治疗只需补充每天的生理需要量即可，一般不需要进行肠内营养。

3. 液体复苏

早期液体复苏对改善组织氧合和微循环灌注具有关键性作用，不仅有助于保护胰腺的灌注，且可以增加肾脏和心脏的灌注，是 AP 早期治疗的基石。推荐早期的补液原则可概括为以下 3 点。

（1）入院后 12 ~ 24 小时大量补液，输液速度为 2mL/（kg·h），一般为 250 ~ 500mL/h，严重容量不足的患者必要时可静脉加压注射；对伴有心、肾衰竭等并发症的患者应仔细评估循环容量后再确定补液速度。

（2）最佳的液体组合可按晶体液与胶体液 3 ∶ 1 的比例，推荐使用等渗的乳酸林格液，可降低全身炎症反应综合征的发生率。

（3）避免过度的液体复苏，否则可能加重组织水肿并影响脏器功能。入院后 24 ~ 48 小时应每隔 8 ~ 12 小时评估液体需求一次。

4. 抑制胰腺外分泌及胰酶抑制剂

生长抑素及其类似物（奥曲肽）可通过直接抑制胰腺外分泌而发挥作用。质子泵抑制剂或 H_2 受体拮抗剂可通过抑制胃酸分泌而间接抑制胰腺分泌，也可以预防应激性溃疡的发生。蛋白酶抑制剂（乌司他丁、加贝酯）能够广泛抑制与 AP 发展有关的胰蛋白酶、弹性蛋白酶、磷脂酶 A 等的释放或活性，还可稳定溶酶体膜，改善胰腺微循环，减少 AP 的并发症，主张早期足量应用。

5. 感染的防治

MAP 和无菌性胰腺坏死者不推荐常规使用抗生素。急性胆源性胰腺炎应常规使用抗生素；合并胰外感染（如肺炎、导管相关性感染等）或经治疗 7 ~ 10 天后病情恶化或无改善者，应使用抗生素。对感染性坏死的患者，应使用有效的抗生素。不推荐常规抗真菌治疗。AP 患者使用抗生素应采用"降阶梯"治疗策略，推荐使用的初始治疗方案包括：①碳青霉烯类。②青霉素 + β–内酰胺酶抑制剂。③第三代头孢菌素 + 抗厌氧菌。

6. 营养支持

对于轻型的 AP，只要腹痛、呕吐等症状改善后即可经口进食；对于 SAP 患者，推荐给予肠内营养以防止肠道黏膜萎缩及肠道菌群失调，如无禁忌证，常规在入院 48 小时内给予肠内营养。

三、外科治疗

外科手术治疗的指征主要是胰腺局部并发症、继发感染或产生压迫症。在超声或 CT 引导下经皮穿刺引流（PCD）胰腺或胰周感染的脓液，可作为手术前的过渡治疗。胰腺感染性坏死的手术方式可分为PCD、内镜、微创手术及开放手术。

【中医临床证治】

一、辨证论治

（一）辨证要点

AP可分为初期、进展期、恢复期，初期及进展期可作为AP的急性期。初期多为食积、气滞，正盛邪轻；进展期为湿、热、瘀、毒兼夹，正盛邪实，或痰热，或瘀热，或热毒之邪内陷，上迫于肺，热伤血络；恢复期为正虚邪恋，耗阴伤阳，气血不足，阴阳失调，虚实夹杂。

（二）分证论治

1. 急性期

（1）肝郁气滞证

证候：脘腹胀满，两胁胀痛，矢气则舒。抑郁易怒，善太息，恶心欲呕，嗳气，大便不畅，舌淡红，苔薄白或薄黄，脉弦紧或数。

治法：疏肝解郁，理气通腑。

方药：柴胡疏肝散加减。柴胡10g，陈皮12g，川芎10g，香附10g，枳壳10g，芍药15g，甘草6g。

加减：痛甚加青皮10g，佛手10g，延胡索15g；大便干结加芦荟9g，芒硝6g。

（2）肝胆湿热证

证候：胁肋胀痛，口苦泛恶，胸闷不舒，发热，烦渴引饮，大便黏滞不通，小便短黄，身目发黄。舌红，苔薄黄或黄腻，脉弦滑数。

治法：清热化湿，利胆通腑。

方药：茵陈蒿汤加减。茵陈20g，栀子10g，生大黄10g。

加减：大便黏滞不爽者加滑石15g，薏苡仁30g；黄疸热重者加蒲公英15g，败酱草15g，紫花地丁12g。

（3）热结腑实证

证候：腹满硬痛拒按，大便干结不通，心烦喜呕，寒热往来，小便短赤。舌红，苔黄厚腻或燥，脉滑数或洪大。

治法：清热通腑，内泄热结。

方药：大柴胡汤合大承气汤加减。柴胡10g，枳实15g，法半夏12g，生大黄10g（后下），芒硝6g（冲），白芍12g，山栀子10g，连翘15g，桃仁10g，红花10g，厚朴10g，黄连10g。

加减：呕吐重者加紫苏梗9g，竹茹10g。

（4）瘀毒互结证

证候：腹部刺痛拒按，痛处不移，大便燥结不通，躁扰不宁，皮肤青紫有瘀斑，发热，小便短涩。舌红有瘀斑，脉弦数或涩。

治法：清热泻火，祛瘀通腑。

方药：泻心汤或大黄牡丹汤合膈下逐瘀汤加减。生大黄10g（后下），黄连6g，黄芩10g，当归15g，牡丹皮12g，水牛角15g（先煎），芒硝6g（冲），川芎10g，桃仁9g，红花6g，延胡索9g，地黄10g，赤芍10g。

加减：便血或呕血者加三七粉6g，茜草10g；瘀重者加三棱12g，莪术12g。

（5）内闭外脱证

证候：意识模糊不清，大便不通，肢冷大汗出，呼吸喘促，小便量少或无尿。舌质干绛，苔灰黑而燥，脉微欲绝。

治法：通腑逐瘀，回阳救逆。

方药：小承气汤合四逆汤加减。生大黄10g（后下），枳实15g，炒厚朴15g，制附子15g（先煎），干姜10g，葛根30g，赤芍9g，红花6g，甘草6g。

加减：大便不通者加芒硝6g；汗多亡阳者加煅牡蛎15g，煅龙骨15g。

2. 恢复期

（1）肝郁脾虚证

证候：胁腹胀满，便溏，纳呆，恶心，善太息。舌红苔薄白，脉弦缓。

治法：疏肝健脾，和胃化湿。

方药：柴芍六君汤加减。党参15g，炒白术15g，茯苓15g，陈皮10g，法半夏 10g，柴胡 10g，白芍 15g。

加减：腹胀明显者加木香 10g，莱菔子 10g；食积者加鸡内金 15g，焦山楂 15g，炒神曲 15g。

（2）气阴两虚证

证候：少气懒言，胃脘嘈杂，乏力，口燥咽干，饥不欲食，大便干结。舌淡红，少苔或无苔，脉细弱。

治法：益气生津，养阴和胃。

方药：生脉散或益胃汤加减。北沙参 15g，麦冬 12g，五味子 6g，生地黄 12g，葳蕤 9g。

加减：口渴明显者加天花粉 15g，玄参 12g。

二、针灸治疗

取穴：足三里、内关、脾俞、胆俞、胃俞、下巨虚、中脘等。一般采用强刺激，也可采用电刺激。

三、灌肠

生大黄 30g，加水 200mL 煮沸后再文火煎 5 分钟，去渣过滤冷却至 38 ～ 40℃灌肠。

四、腹部外敷

芒硝 500 ～ 1000g 研成粉末，棉布包裹，根据腹腔积液和胰腺及其周围组织水肿的范围、部位，外敷在相应部位。2 ～ 8 小时 / 次，1 ～ 3 次 / 天。

【名中医经验荟萃】

龙祖宏，主任医师、教授，云南省名中医。1962 年毕业于广州中医学院医疗系本科（六年制），系统学习中医理论及西医基础，从事中医内科医疗、教学、科研工作 40 余年，具有扎实的中西医理论基础及丰富的临床经验。他结合医疗实际，潜心研读中西医书籍，掌握发展动态，逐步形成了自己的学术见解，对脾胃学说及肾病学说有较深的造诣，强调辨病与辨证有机结合，中西并存，求同存异，以临床症状、体征及相关检查为依据，进行精确的辨证论治，合理遣方用药，力求充分发挥药物疗效。

1. 祛邪中病即止，治病标本兼顾

自拟调胃降逆汤，由四君子汤加和胃降逆的代赭石、竹茹，行气止痛的川楝子、香橼、延胡索，清热的蒲公英，燥湿的砂仁等组成，治疗脾虚气滞、肝胃不和、胃气上逆所致的脘腹胀痛，恶心呕吐等。

2. 注重燥湿及调理气机

治疗实热证用到苦寒之黄芩、黄连等药时，中病即止，或改用甘寒而有和胃作用的蒲公英；治疗寒湿困脾证用苍术、砂仁等温燥之品时注意有无伤阴之象，一旦出现苔干少津或口干伤阴的情况，根据病情减温燥之品或酌加养阴的百合、石斛、玉竹等；治疗湿热中阻证，用黄连温胆汤加豆蔻、薏苡仁等以清热燥湿，芳香化湿，健脾渗湿。

龙祖宏教授在治疗脾胃病时，不忘理气行气，将疏通气机、消除气滞贯穿治疗始终。在健脾益气、升提中气的方药中随症加用枳实、厚朴、台乌等理气消滞之品，以调畅脾胃气机。

3. 注重疏肝理气

龙祖宏教授认为，"治脾胃之病，不能忘记疏肝理气，肝气得疏，脾胃气机调畅，升降功能正常，才能完成对饮食物的消化吸收，输布精气以营养周身"。临证时，常在健脾和胃的方药中酌加疏肝理气的佛手、香橼、香附、川楝子等药物，或以四君子汤合四逆散、平胃散合四逆散等以协助脾胃气机的升降。

第十五章　糖尿病酮症酸中毒

【概述】

糖尿病酮症酸中毒（diabetic ketoacidosis，DKA）是糖尿病的严重并发症，由于体内胰岛素缺乏或存在胰岛素抵抗，升血糖激素增加，引起糖和脂肪代谢紊乱。酮体生成超过利用，使其在血液内堆积，不断积聚，蛋白分解，酸性代谢产物增多，使血 pH 下降。主要临床特征为严重脱水、高血糖、高酮血症、酮尿、水电解质代谢紊乱和酸中毒。本病以起病急、病情重、变化快为特点。多发生于 1 型糖尿病患者，常见于胰岛素中断或剂量不足；2 型糖尿病患者多在各种感染、脑卒中、心肌梗死、胃肠疾病、手术、创伤、妊娠、分娩、精神刺激等某些应激情况下出现。

糖尿病酮症酸中毒是临床常见的急危重症，病死率约为 5%，老年人可高达 43%。其发病前大多数由综合诱因引起，其中感染最多见。在抢救老年人 DKA 时应注意以下几点：①胰岛素治疗是关键，目前临床主张采用小剂量胰岛素持续静脉注射。在治程中应注意反复多次监测血糖，避免血糖下降过快，引起低血糖、脑水肿。②补液是重要措施。合理掌握补液量和补液速度，首选等渗液体。③由于脱水、尿少、酸中毒等因素可造成检验血钾不低而实际体内缺钾，当血容量增加稀释血钾，静脉注射胰岛素及纠正酸中毒等促使细胞外钾进入细胞内，致血钾明显降低，在老年人有诱发心律失常甚至心原性猝死的危险，故应注意补钾。DKA 经积极补液及胰岛素治疗后，代谢性酸中毒会逐渐纠正，一般不必另行补碱。即使有补碱指征，用量也要小，速度要慢，以免诱发心力衰竭、心律失常、脑水肿等。④感染为老年人 DKA 最常见的诱因，必须及早应用强有力的广谱抗生素控制感染。⑤ 老年 DKA 患者病情多较重，易合并多脏器功能衰竭，在治疗中要尽量改善心、脑、肾等重要脏器功能，防止重要脏器功能损害或衰竭。

糖尿病酮症酸中毒属中医学"糖毒秽浊"范畴，又有"形弊""尸夺""秽浊""毒火""神昏"等命名，其发生与消渴息息相关。

【病因病机】

中医学认为糖尿病酮症酸中毒是消渴病发展到严重阶段的急危重症。其发病因素系素体阴虚，燥热偏盛。若在此基础上复加情志失调、饮食不节、外感六淫、高热汗出、呕吐腹泻、过服温燥伤阴药物等，均可导致阴虚燥热加重，燥热灼伤津液，克伐正气而致气阴两伤，故见烦渴多饮，极度疲乏。若津液严重耗损则皮肤干燥，目眶凹陷，唇舌干红。另外，若气不化阴，浊邪留滞，壅塞三焦，气机升降受阻，清阳不升，清窍失养则头晕头痛。浊阴不降，上逆犯胃则恶心呕吐。由于浊邪潴留，气机壅滞不能宣畅，故临床常见深大呼吸，并可闻及烂苹果样浊秽之气。若浊邪化热，热闭清窍则昏迷。病情进一步发展，则阴竭阳脱，危及生命。

【西医诊断标准或分类标准】

一、DKA 的诊断

1. 病史

既往有糖尿病史，或在发病过程中确诊为糖尿病，常有以下病因或诱因：①糖尿病患者突然中断胰岛素治疗或胰岛素剂量不足。②糖尿病合并应激状态，包括严重感染、急性心脑血管疾病、创伤、手术或分娩等。③应用可能诱发 DKA 的药物。

2. 临床表现

DKA 常呈急性发病，在发病前数天可有多尿、烦渴多饮和乏力症状加重，失代偿阶段出现食欲减退、恶心、呕吐、腹痛，常伴头痛、烦躁、嗜睡等症状，呼吸深快，呼气中有烂苹果味（丙酮气味）。病情进一步发展，可出现严重脱水现象，尿量减少，皮肤黏膜干燥，眼球下陷，脉快而弱，血压下降，四肢厥冷，到晚期，各种反射迟钝甚至消失，终至昏迷。

DKA 分为轻度、中度和重度。

（1）轻度：仅有酮症而无酸中毒，称为糖尿病酮症。

（2）中度：除酮症外，还伴有轻度至中度酸中毒。

（3）重度：是指酸中毒伴意识障碍（DKA 昏迷），或虽无意识障碍，但有以下临床表现：①重度脱水，Kussmaul 呼吸。②血清碳酸氢根低于 10mmol/L，pH < 7.1。③血糖 > 33.3mmol/L，伴有血浆渗透压升高。④出现血钾过高或过低等电解质紊乱征象。⑤血尿素氮和肌酐持续升高。

二、化验检查

首要的实验室检查应包括血糖、尿素氮或肌酐、血清酮体、电解质、渗透压、尿常规、尿酮体、血气分析、血常规，并进行心电图等检查。若怀疑合并感染还应进行血、尿和咽部的细菌培养。

三、诊断

如血清酮体升高，或尿糖和酮体阳性伴血糖增高，血 pH 和（或）二氧化碳结合力降低，无论有无糖尿病病史，都可诊断为 DKA。具体诊断标准见下表。

糖尿病酮症酸中毒（DKA）的诊断标准

DKA	血糖（mmol/L）	动脉血 pH	血清 HCO_3^-（mmol/L）	尿酮体[a]	血清酮体[a]	血浆有效渗透压[b]	阴离子间隙[c]（mmol/L）	神经状态
轻度	> 13.9	7.25～7.30	15～18	阳性	阳性	可变	> 10	清醒
中度	> 13.9	7.0～7.25	10～15	阳性	阳性	可变	> 12	清醒/嗜睡
重度	> 13.9	< 7.00	< 10	阳性	阳性	可变	> 12	木僵/昏迷

注：[a] 硝普盐反应方法；[b] 血浆有效渗透压的计算公式：$2 \times ([Na^+] + [K^+])(mmoL/L) + 血糖(mmol/L)$；[c] 阴离子间隙的计算公式：$[Na^+] - [Cl^- + HCO_3^-](mmoL/L)$

【急救措施】

一、针灸

针刺水沟、心及上焦（眼针）、太渊、内关、膻中、关元、足三里、三阴交、涌泉；或百会、心俞、肺俞、胰俞、肾俞、命门、委中、至阴、昆仑。

手法：患者平卧或俯卧，放松形神，调匀呼吸。补法进针，得气后导引入静（意守关元或命门），留针半小时后出针。若昏迷即刻进针，留针观察1小时。

二、口服药

1. 安宫牛黄丸

药物组成：牛黄、水牛角浓缩粉、麝香、黄连、黄芩、栀子、雄黄、冰片、郁金、珍珠、朱砂。

功能主治：清热解毒，镇惊开窍。用于热病，邪入心包，高热惊厥，神昏谵语等。

2. 紫雪丹

药物组成：石膏、寒水石、磁石、滑石、犀角、羚羊角、木香、沉香、玄参、升麻、甘草、丁香、朴硝、硝石、麝香、朱砂等。

功能主治：清热解毒，镇痉息风，开窍定惊。用于热邪内陷心包，症见高热烦躁，神昏谵语，抽风惊厥，口渴唇焦，尿赤便闭等。

3. 至宝丹

药物组成：生乌犀屑、朱砂、雄黄、生玳瑁屑、琥珀、麝香、龙脑、牛黄、安息香等。

功效：清热开窍，化浊解毒。

4. 黑锡丹

药物组成：沉香、附子、胡芦巴、阳起石、茴香、补骨脂、肉豆蔻、金铃子、木香、肉桂。

功能主治：温壮下元，镇纳浮阳。用于真阳不足，肾不纳气，浊阴上泛，上盛下虚，痰壅胸中，上气喘促，四肢厥逆，冷汗不止等。

三、注射液

1. 生脉注射液：用于气阴两虚，神疲乏力等。

2. 参附注射液：用于阳气暴脱的厥脱症等。

3. 清开灵注射液：用于热病神昏，中风偏瘫，神志不清等。

4. 醒脑静注射液：用于热入营血，内陷心包，高热烦躁，神昏谵语等。

四、西医治疗

1. 治疗原则

尽快补液以恢复血容量、纠正失水状态，降低血糖，纠正电解质及酸碱平衡失调，同时积极寻找和消除诱因，防治并发症，降低病死率。对单有酮症者，须适当补充液体和胰岛素，直到酮体消失。

2. 关键时机

发病 6～12 小时是治疗的关键。前 4～6 小时，生理盐水中加入胰岛素静脉注射，控制高血糖和恢复血容量。后 8～12 小时，液体疗法与胰岛素双通道疗法同时进行；在输糖过程中消除酮体，进一步纠正脱水，在水、电解质、酸、糖、酮等代谢紊乱的纠正上取得良好效果，尽可能避免出现并发症。

3. 老年患者或原有心脏病患者

须在补液速度、入量方面十分小心，最好测定中心静脉压指导补液，以防左心衰竭和急性呼吸窘迫综合征。重症休克的补液，宜适量补血浆，尤其收缩压＜ 80mmHg 者。

4. 抢救措施

（1）原则：危重患者入院，前 4 小时每半小时测血压、呼吸、脉搏一次，4 小时后每小时测血压、尿量、心率一次。治疗过程中每 2～4 小时测血糖、尿糖、血酮体、尿酮体、钾、钠、二氧化碳结合力、血尿素氮等一次，根据病情需要复查血气分析、X 线、心电图。伴发热者每 4～8 小时测一次体温。严密观察患者神志、面色的变化。

（2）具体方法

①补液：能纠正失水，恢复血容量和肾灌注量，有助于降低血糖和清除酮体。治疗中补液速度应先快后慢，第1小时输入生理盐水，速度为15～20mL/（kg·h）（一般成人1.0～1.5L）。随后补液速度取决于脱水程度、电解质水平、尿量等。要在第1个24小时内补足预估的液体丢失量，补液治疗是否奏效，要看血流动力学（如血压）、出入量、实验室指标及临床表现。对有心肾功能不全者，在补液过程中要监测血浆渗透压，并经常对患者心脏、肾脏、神经系统状况进行评估以防止补液过多。当DKA患者血糖≤13.9mmol/L时，需补充5%葡萄糖并继续胰岛素治疗，直至血清酮体、血糖均得到控制。

②胰岛素：小剂量胰岛素连续静脉注射方案已得到广泛认可，《中国2型糖尿病防治指南（2020年版）》推荐采用连续胰岛素静脉注射0.1U/（kg·h）。但对于重症患者，可采用首次静脉注射胰岛素0.1U/kg，随后以0.1U/（kg·h）的速度持续注射。若第1小时内血糖下降不足10%，或有条件监测血清酮体时，血清酮体下降速度＜0.5mmol/（L·h），且脱水已基本纠正，则增加胰岛素剂量1U/h。当DKA患者血糖降至13.9mmoL/L时，应减少胰岛素输入量至0.05～0.1U/（kg·h），并开始给予5%葡萄糖，此后需要根据血糖来调整胰岛素给药速度和葡萄糖浓度，并持续进行胰岛素注射直至DKA缓解。缓解标准参考如下：血糖＜11.1mmol/L，血清酮体＜0.3mmol/L，血清HCO_3^-≥15mmol/L，血pH＞7.3，阴离子间隙≤12mmol/L。不可完全依靠监测尿酮值来确定DKA是否已缓解，因尿酮在DKA缓解时仍可持续存在。

③纠正电解质紊乱：在开始胰岛素治疗及补液治疗后，若患者的尿量正常，血钾低于5.2mmol/L，即应静脉补钾，一般在每升输入溶液中加氯化钾1.5～3g，以保证血钾维持在正常水平。治疗前已有低钾血症，尿量≥40mL/h时，在补液和胰岛素治疗的同时必须补钾。严重低钾血症可危及生命，若发现血钾＜3.3mmol/L，应优先进行补钾治疗，当血钾升至3.5mmol/L时，再开始胰岛素治疗，以免发生心律失常、心脏骤停和呼吸肌麻痹。

④纠正酸中毒：DKA患者在注射胰岛素治疗后会抑制脂肪分解，进而纠

正酸中毒，一般认为无须额外补碱。但严重的代谢性酸中毒可能会引起心肌受损、脑血管扩张、严重的消化道症状及昏迷等并发症。仅在血液 pH < 7 的患者中考虑适当补碱治疗。每 2 小时测定一次血 pH 值，直至其维持在 7 以上。治疗中加强复查，防止过量。

⑤去除诱因和治疗并发症：如休克、感染、心力衰竭、心律失常、脑水肿和肾衰竭等。

5. 治疗监测

治疗过程中应准确记录液体入量及出量、血糖及血清酮体。

【中医临床证治】

一、辨证论治

（一）辨证要点

本病为消渴危证，因多种因素或治疗不当，症状加重，症见恶心呕吐，腹痛胀满，呼吸困难，困倦嗜睡，重则呼吸气促，昏迷，绝汗，四肢厥逆，脉微欲绝，终至肾水枯竭而死亡。主要以西医治疗为主，辅以中医治疗。中医予以急则治其标，标本兼治，固津防脱为先。根据临床表现，一般分为气阴两虚，湿热中阻型；胃肠热盛，津液亏损型；阴脱阳亡型。

（二）分证论治

1. 气阴两虚，湿热中阻证

证候：烦渴引饮，随饮随消，乏力倦怠，恶心欲呕，纳呆头昏，舌暗红，苔薄黄或白腻，脉细数或濡数。

治法：益气养阴，清热化湿。

方药：白虎汤合生脉散。太子参 30g，麦冬 20g，五味子 10g，生石膏 30g，知母 10g，粳米 10g，生甘草 5g。

加减：烦渴引饮，大汗不止者加乌梅 10g，天花粉 15g，生津止渴敛汗；舌苔黄厚腻者加佩兰 10g，苍术 10g，健脾化湿；舌苔白腻，恶心呕吐者加半夏 15g，藿香 10g，和胃除湿。

2. 胃肠热盛，津液亏损证

证候：唇干舌燥，口渴饮水无度，皮肤干燥，恶心呕吐，口中异味，大便不通，或有腹痛腹胀，舌红绛，苔黄腻而燥，脉数或濡滑。

治法：养阴生津，清热导滞。

方药：增液承气汤合清胃散加减。生大黄 10g，芒硝 10g，枳实 15g，生地黄 15g，麦冬 20g，玄参 15g，藿香 10g，法半夏 20g，生石膏 15g。

加减：大汗不止者加五味子 10g，山茱萸 10g，保阴敛汗；口渴甚者可合白虎汤以清阳明之热；昏昏欲睡者加石菖蒲、佩兰各 10g，以芳香醒脾。

3. 阴脱阳亡证

证候：皮肤干瘪皱褶，目光呆滞，或烦躁不安，或昏睡昏迷，呼吸深快，四肢厥冷，舌暗红无苔或少苔，脉细数或脉微欲绝。

治法：回阳固脱，益气养阴。

方药：生脉散合参附汤。人参 30g，麦冬 20g，五味子 10g，制附子 10g。

加减：大汗不止者加黄芪 30g，枸杞子 10g，以补气固表，养阴敛汗；昏迷或昏睡者加水牛角粉 30g，清热凉血开窍。

二、针灸治疗

1. 针刺

呕吐明显者可取中脘、内关、足三里、三阴交、内庭、胃俞、阳陵泉、脾俞、少商。四肢取穴皆取双侧，其中少商以三棱针点刺放血，足三里、三阴交行补法，余穴行平补平泻法，留针 20 分钟，10 分钟行针 1 次，刺激强度稍大，至患者有明显针感。

糖尿病酮症酸中毒昏迷者针刺水沟、百会、关元、神阙、太溪、涌泉，有益气养阴、回阳固脱的作用。亡阴者，可加太溪；亡阳者，可加气海。

2. 平衡火罐联合针刺足三里治疗

嘱患者取俯卧位。此方法的原理是在经络穴位上通过罐内负压和温热作用，起到宣卫祛邪、温经散寒的效果，从而促进局部血液循环，进一步调整经络气血。

（1）闪罐：选用 2 ～ 3 号火罐两个，沿背部两侧膀胱经，一个从近侧由上到下，另一个从对侧由下到上，分别闪罐，交替循环 3 次。

（2）揉罐：闪罐后，利用火罐的余温，用罐底沿膀胱经从上至下揉背部 3 次。

（3）走罐：用植物油作为润滑剂，均匀涂于后背，沿背部督脉及膀胱经走向走罐 3 个来回，走罐力度适中，先中间后两边，至皮肤起红晕为度。

（4）留罐：选大椎、身柱、至阳、命门、肺俞、心俞、膈俞、胃俞、肝俞、脾俞、肾俞、大肠俞、三焦俞等穴，留罐 3 ～ 5 分钟。

（5）起罐：手指轻压罐口边缘皮肤，使空气进入罐内，起罐后用纱布擦净背部皮肤并协助保暖。

（6）选择足三里，按常规进行皮肤消毒，采用 0.45mm×70mm 的毫针针刺，并留针 10 ～ 15 分钟。

【名中医经验荟萃】

名中医林兰认为，糖尿病酮症酸中毒可分为燥火亢盛、浊毒中阻、浊毒闭窍、虚风内动、阴脱亡阳 5 个证型。通过辨证，基本反映了病情发展的 5 个不同阶段。燥火亢盛是在糖尿病气阴两虚的基础上，"三多"及消瘦症状加重。病位在中上二焦，多见于糖尿病酮症酸中毒早期，出现酮体及渗透压升高阶段。当失治或误治出现恶心呕吐、便秘、口有秽臭、大渴引饮时，提示上焦津枯，中焦燥火炼液成痰，秽浊燔灼，肠燥腑实，升降失司，浊气上逆，病情由肺传胃。治宜清热养阴润燥，芳香辟秽。若高渗性脱水明显，代谢性酸中毒程度加重，出现消化道症状；病情控制无效出现烦躁不安，嗜睡，甚则昏迷；神志症状突出，口渴反不明显，为秽毒化火，毒火亢盛，深入下焦出现心肾症状。治宜芳香开窍，清热凉营。多见于糖尿病酮症酸中毒病情加重阶段。此时大量失水，肾功能障碍，体内酮体进一步堆积，使中枢神经系统对氧的利用率降低，抑制中枢神经系统功能，甚则昏迷。当病情进一步恶化时，出现手足蠕动，重则惊厥抽搐等动风之症，为真阴耗竭之象，病邪深入足厥阴肝经，病位在肝肾。多见于糖尿病酮症酸中毒严重阶段，钾、钠、氯、钙等电解质大量丢失，出现中枢神经症状。病情发展到最后，肌肤干瘪皱褶，神志倦怠，或昏迷不醒，大汗不止，四肢厥逆，脉微欲绝，出现阴脱阳亡的危候。当急予回阳救逆，益气固脱，育阴生脉。多见于糖尿病酮症酸中毒发展到循环衰竭的最后阶段。可见，临床辨证审证求因，标本兼顾的重要性。

第十六章　高渗性非酮症高血糖状态

【概述】

高渗性非酮症高血糖状态又称高渗高血糖综合征（hyperosmolar hyperglycemic syndrome，HHS），是糖尿病急性代谢紊乱的另一临床类型。本病以严重的高血糖、高血浆渗透压、严重脱水、无明显酮症、伴有不同程度神经系统障碍或昏迷（＜10%）为主要特征，好发年龄为50～70岁，多为2型糖尿病和以往无糖尿病病史或仅有轻度糖尿病不需要胰岛素治疗者，少数为1型糖尿病，也可以发生在有糖尿病酮症酸中毒史，用胰岛素治疗的年轻糖尿病患者。本病死亡率为40%～70%，部分患者在住院48小时内死于高渗状态，必须及时诊断，积极抢救治疗，以降低死亡率。

高渗性非酮症糖尿病昏迷主要临床特征为严重高血糖、脱水及血浆渗透压升高，而无明显的酮症酸中毒症状，患者常有意识障碍或昏迷。好发于老年糖尿病患者，好发年龄为50～70岁，临床表现复杂多变，易被漏诊、误诊使病情恶化甚至死亡，故应予以足够的警惕，做到早诊断、早治疗以降低死亡率。

中医学无"高渗性非酮症高血糖状态"这一病名，根据症状可属"津液脱证""消渴病——呕吐""消渴病——神昏""消渴病——腹痛""消渴病——厥脱"等急性病范畴。本病与《金匮要略》中的"厥阴消渴"也非常类似。

【病因病机】

高渗性非酮症高血糖状态是在老年消渴患者素体阴亏，复因感受外邪，从阳化热，内陷心包，闭阻清窍；或劳欲过度，热病火燥；或过食肥甘，醇酒厚味，致脾胃运化失职，酿成内热，化燥伤津，发为消渴，生痰生湿，蒙蔽清窍；或因失治误治下利太过，更耗津液，或情志失调，精神刺激，气机郁结化火，消灼津液，引发消渴，情志刺激引动肝阳，化风上扰神明；或津伤血少，血脉空虚，血行艰涩，瘀阻脑络或心脉；或热毒内盛，邪陷心包，神明被扰；若阴损及阳，阴竭阳脱，出现亡阳危象，严重至阴阳亡脱之证。

本病在消渴病阴虚燥热的基础上，加之诱因使燥热更加炽盛，损伤阴液，津亏液竭，阴竭阳脱，气脱神亡而发病。病变部位在心、脑，涉及肺、胃、肾诸脏腑；其本质是阴伤津耗，以阴虚为本，燥、热、痰、瘀、风为标，病机为燥热痰瘀火结于血分。气阴两伤又可导致气血瘀滞及阴阳两虚，病情迁延复杂，变证丛生，最后可因阴液暴脱，阳无所依，阴竭阳亡而导致昏迷，本病属本虚标实之证。

【西医诊断标准或分类标准】

诊断标准参照《中国 2 型糖尿病防治指南（2020 年版）》。

HHS 是糖尿病的严重急性并发症之一，临床以严重高血糖而无明显酮症酸中毒，血浆渗透压显著升高，脱水和意识障碍为特征。

一、临床表现

HHS 起病隐匿，一般从开始发病到出现意识障碍需要 1～2 周，偶尔急性起病，约 30%～40% 的患者无糖尿病病史。常先出现口渴、多尿和乏力等糖尿病症状，或原有症状进一步加重，有时会出现厌食。病情逐渐加重出现典型症状，主要表现为脱水和神经系统两组症状和体征。通常患者的血浆渗透压＞320mOsm/L 时，即可以出现精神症状，如淡漠、嗜睡等；当血浆渗透压＞350mOsm/L 时，可出现定向力障碍、幻觉、上肢拍击样粗震颤、癫痫样发作、偏瘫、偏盲、失语、视觉障碍、昏迷等症状。

二、诊断

HHS 的实验室诊断参考标准。

1. 血糖 ≥ 33.3mmol/L。

2. 有效血浆渗透压 ≥ 320mOsm/L。

3. 血清碳酸氢根离子 ≥ 18mmol/L，或动脉血 pH ≥ 7.3。

4. 尿糖呈强阳性，而血清酮体及尿酮为阴性或弱阳性。

5. 阴离子间隙 < 12mmol/L。

【急救措施】

一、针灸

津脱阳亡者取穴：水沟、关元、气海、后溪、申脉、行间、涌泉，或百会、心俞、命门、委中、昆仑、至阴。

手法：患者平卧或俯卧，放松形神，调匀呼吸。补法进针，得气后导引入静（意守关元或命门），留针 30 分钟。

二、口服药

1. 安宫牛黄丸

药物组成：牛黄、水牛角浓缩粉、麝香、黄连、黄芩、栀子、雄黄、冰片、郁金、珍珠、朱砂。

功能主治：清热解毒，镇惊开窍。用于热病，邪入心包，高热惊厥，神昏谵语等。

2. 紫雪丹

药物组成：石膏、寒水石、磁石、滑石、犀角、羚羊角、木香、沉香、玄参、升麻、甘草、丁香、朴硝、硝石、麝香、朱砂等。

功能主治：清热解毒，镇痉息风，开窍定惊。用于热邪内陷心包，症见高热烦躁、神昏谵语、抽风痉厥、口渴唇焦、尿赤便闭等。

3. 至宝丹

药物组成：生乌犀屑、朱砂、雄黄、生玳瑁屑、琥珀、麝香、龙脑、牛黄、安息香等。

功能主治：清热开窍，化浊解毒。

4. 苏合香丸

药物组成：苏合香、安息香、冰片、水牛角浓缩粉、麝香、檀香、沉香、丁香、香附、木香、乳香、荜茇、白术、诃子肉、朱砂。

功能主治：芳香开窍，行气止痛。用于痰迷心窍所致的痰厥昏迷，中风偏瘫，肢体不利，以及中暑，心胃气痛。

三、注射液

1. 清开灵注射液：用于热病神昏，中风偏瘫，神志不清等。

2. 醒脑静注射液：用于热入营血，内陷心包，高热烦躁，神昏谵语等。

3. 参附注射液：回阳救逆，益气固脱。主要用于阳气暴脱的厥脱证（感染性休克、失血性休克、失液性休克等）；也可用于阳虚（气虚）所致的惊悸、怔忡、喘咳、胃痛、泄泻、痹证等。

4. 生脉注射液：用于气阴两亏，脉虚欲脱的心悸、气短、四肢厥冷、汗出、脉欲绝及心肌梗死、心源性休克、感染性休克等具有上述证候者。

四、西医治疗

（一）治疗内容

包括液体治疗和胰岛素治疗，针对诱因和并发症进行治疗。包括水（恢复血容量）、电（血钠与血钾异常）、酸（纠正代谢性酸中毒）、糖（胰岛素降糖）、诱因、并发症等。HHS时，液体治疗的重要性超过胰岛素治疗。

（二）治疗方法

1. 原则

危重患者入院后前4小时内每半小时测血压、心率，4小时后每小时测血压、心率、尿量一次。严密观察患者神志、面色、呼吸的变化。治疗过程中密切观察血流动力学指标和器官灌注状态，如血压、心率、尿量和末梢循环等。根据病情每 2 ～ 4 小时抽血测定糖、酮、钾、钠及肾功能一次，定期复查血气分析和心电图。严密监测微量血糖变化，据血糖数值调整输液中糖和胰岛素的比例，于每瓶液体即将滴完前进行测定，其结果作为下次液体调配的参考。

2. 方法

（1）补液：24 小时总的补液量一般应为 100 ～ 200mL/kg，推荐 0.9% 氯化钠作为首选。补液速度与 DKA 治疗相仿，第 1 小时给予 1.0 ～ 1.5L，随后补液速度根据脱水程度、电解质水平、血渗透压、尿量等进行调整。治疗开始时应每小时监测或计算血浆渗透压 [公式：$2 \times ([Na^+] + [K^+])(mmol/L) + $ 血糖（mmol/L）]，并据此调整输液速度以使其逐渐下降，速度为 3 ～ 8mOsmoL/（kg·h）。当补足液体而血浆渗透压不再下降或血钠升高时，可考虑给予 0.45% 生理盐水。24 小时血钠下降速度应不超过 10mmol/L。HHS 患者补液本身即可使血糖下降，当血糖下降至 16.7mmol/L 时需补充 5% 的含糖液，直到血糖得到控制。

（2）胰岛素：当单纯补液后血糖仍大于 16.7mmol/L 时，开始应用胰岛素治疗。使用原则与治疗 DKA 大致相同，以 0.1U/（kg·h）持续静脉注射。当血糖降至 16.7mmol/L 时，应减慢胰岛素的注射速度至 0.02 ～ 0.05U/（kg·h），同时继续以葡萄糖溶液静脉注射，并不断调整胰岛素用量和葡萄糖浓度，使血糖维持在 13.9 ～ 16.7mmoL/L，直至 HHS 高血糖危象的表现消失。

（3）补钾：HHS 患者总体钾是缺失的，补钾原则与 DKA 相同。

（4）抗凝治疗：HHS 患者发生静脉血栓的风险显著高于 DKA 患者，高钠血症及抗利尿激素分泌增多可促进血栓形成。除非有禁忌证，否则建议患者住院期间接受低分子肝素的预防性抗凝治疗。

（5）连续性肾脏替代治疗（CRRT）：早期给予 CRRT 治疗，能有效减少并发症的出现，缩短住院时间，降低患者病死率。其机制为 CRRT 可以平稳有效地补充水分和降低血浆渗透压。另外，CRRT 可清除循环中的炎性介质、内毒素，减少多器官功能障碍综合征（MODS）等严重并发症的发生。但 CRRT 治疗 HHS 仍是相对较新的治疗方案，还需要更多的研究以明确 CRRT 的预后。

（6）其他治疗：包括去除诱因，纠正休克，防止低血糖和脑水肿，预防足部压疮等。

【中医临床证治】

一、辨证论治

（一）辨证要点

本病临床主要以口干口渴，皮肤干燥，眼眶凹陷，尿少或无，甚则面色苍白，手足厥逆，神昏抽搐为特征。治在养阴增液。阴虚阳亢者，滋阴潜阳；阴损及阳，出现气虚、阳虚症状者，宜益气通阳；危重时津液枯竭，虚阳浮越，宜敛阳扶阴，急挽丧失之阳。

（二）分证论治

1. 阴津亏损

证候：口渴多尿，倦怠乏力，大便干结，表情淡漠，反应迟钝，唇舌干红，皮肤干燥，心悸怔忡，眼眶凹陷。舌绛，苔白干或焦。脉细数，或沉弦。

治法：养阴增液，除烦安神。

方药：增液汤合生脉散。生地黄 30g，麦冬 15g，玄参 30g，人参 20g，五味子 10g，天花粉 20g，葛根 15g。

加减：乏力明显者加太子参；肺胃阴虚者加沙参、玉竹。

2. 阴虚阳亢

证候：头昏头晕，烦躁不安，口干口渴，手足掣动，神昏谵语，尿赤涩少，大便干结，皮肤干燥而无弹性。舌红绛，苔少而干，脉细数或弦数。

治法：滋阴潜阳，安神开窍。

方药：清营汤。水牛角粉 30g，生地黄 15g，玄参 15g，竹叶心 3g，麦冬 15g，丹参 10g，黄连 5g，金银花 10g，连翘 6g。

加减：肝经热甚，热极生风，可用羚羊钩藤汤；属阴虚阳亢痉厥者，可酌加石斛、阿胶等养阴增液之品。

3. 气阴两虚

证候：口干口渴，疲乏无力，咽干口燥，皮肤干燥，头昏头晕，气短自汗，手足湿冷。甚则烦渴，心悸气促。舌红绛，苔少而干，脉细数或弦数。

治法：滋阴益气安神。

方药：生脉散合四君子汤。人参 20g，麦冬 20g，五味子 10g，茯苓 15g，白术 15g，黄芪 30g，牡蛎 15g，浮小麦 30g。

加减：有血瘀者加赤芍、红花、山楂；头晕耳鸣，视物不清者可加白蒺藜、密蒙花。

4. 津脱亡阳

证候：面色青灰，口干口渴，尿少或无，神识昏迷，呼吸急促，四肢厥冷，心悸怔忡，手足瘈疭。脉微欲绝，或细如游丝，舌焦干，苔白或黑。

治法：调补阴阳，益气固脱。

方药：参附汤加减。红参 30g，附子 20g（先煎），五味子 10g，山萸肉 15g，麦冬 20g，干姜 10g，生龙骨 30g，生牡蛎 30g，黄芪 30g，炙甘草 10g。

加减：汗出肢冷者加巴戟天、补骨脂、淫羊藿。

二、针灸治疗

（1）阴津亏损：心区、上焦（眼针）、承浆、神门、上脘、气海、足三里、阳陵泉、太溪，或阳池、液门、鱼际、百会、百劳、膈俞、大钟。

（2）阴虚阳亢：太冲、合谷、太溪、后溪、申脉、水沟、巨阙，或百劳、厥阴俞、风池、肝俞、三阴交、昆仑。

（3）气阴两虚：太渊、内关、关元、气海、足三里、照海，或百会、百劳、心俞、委中、昆仑、复溜、命门。

（4）津脱亡阳：心区、上焦（眼针）、水沟、关元、气海、后溪、申脉、行间、涌泉，或百会、心俞、命门、委中、昆仑、至阴。

【名中医经验荟萃】

名中医施今墨治疗本病，并不局限于滋阴清热、益气养阴、三消兼治的基本方法，而是辨证论治，随症加减，灵活变通。若邪实正虚，在大量应用石膏、知母的同时，常佐西洋参，既能养阴益气生津，又能增强其他药物之功效，此乃治病顾本，仿人参白虎汤之意。若二阳热结、蕴毒盛者，常以绿豆衣配伍薏苡仁，取其清热解毒、健脾益胃之功。临床用之，可除肠胃蕴结之热毒，又无伤阴之弊，且有止渴之功。若渴饮无度，乃伤阴导致，常用增液汤、生脉散加石斛等治之。若以气虚为主，宜重用党参、山药、黄芪补气健脾为主。若气阴两伤，则益气健脾药和滋阴养血药同用。若肾阴亏损，饮一溲二，宜用汁多腻补之品，如黄精、玉竹、山萸肉、枸杞子、肉苁蓉、菟丝子、续断、熟地黄等。若症见尿意频繁，小便清长，朝夕不断，有时尿色淡青，有时上浮一层如猪膏，四肢厥冷，气短懒言，口不欲饮食，大便时溏，舌淡不红，六脉沉迟者，属阳虚阴寒之证，治当壮火补虚、固脱填髓。药用肉桂、鹿茸粉、黑附块、桑螵蛸、山萸肉、大山参、巴戟天、补骨脂、覆盆子、金樱子、野于术、怀山药、芡实米等。若阴虚血燥，当养血滋阴降火。若阴虚血热瘀阻，宜用牡丹皮、丹参、生地黄清热活血为主，辅以滋阴清热之品。

第十七章　甲状腺危象

【概述】

甲状腺危象是指甲状腺功能亢进（简称甲亢）表现有急剧的致命性加重，这是甲亢少见的并发症，病情危重，病死率很高。甲状腺危象常在未诊断或治疗不彻底的格雷夫斯病，一些其他少见的甲状腺毒性疾病，如甲状腺炎、毒性多结节性甲状腺肿、垂体促甲状腺激素瘤，分泌人绒毛膜促性腺激素的葡萄胎或转移性甲状腺癌，一些甲状腺相关外科操作，如甲状腺切除术、非甲状腺手术、放射性碘治疗，以及甲亢患者暴露于过量碘或过量摄入甲状腺激素等原因下出现。女性多见，各年龄均可发病，儿童少见。特征为发热，与体温不成比例的心动过速，以及循环系统、中枢神经系统或消化系统的功能障碍。一般在严重甲亢未接受治疗或治疗不完全，或在某种应激状态时，使甲亢病情突然加重，出现严重的危及患者健康和生命的状态，称甲状腺危象。

老年人甲状腺机能亢进症（简称老年甲亢），临床症状及体征多数不典型，常以某一系统特殊表现掩盖甲亢本身的一些症状而导致误诊。降低对老年甲亢的误诊率，首先应提高对本病的警惕性，对临床复杂的表现认真分析，仔细观察，尤其是对无原因可查的心律失常（特别是房颤）或心力衰竭、手颤、肌肉无力、精神神经症状、食欲亢进、消瘦等应怀疑甲亢的可能，要进行甲状腺功能检查。

本病为中医学"瘿病"发展到严重阶段，属于中医学"神昏""厥脱证"等范畴。

【病因病机】

中医学认为本病属于脏腑功能亢进的表现，为素体阴虚火旺，失治误治，或感受外邪导致阴液亏耗，终致阴损及阳，阴竭阳脱。以热毒炽盛、气阴两伤为基本病机。

【西医诊断标准或分类标准】

临床表现：高热或过高热，大汗，心动过速（140 次 / 分以上），烦躁，焦虑不安，谵妄，恶心，呕吐，腹泻。严重者可有心力衰竭、黄疸、休克及昏迷。

诊断主要依靠临床症状综合判断，高度疑似病例按甲状腺危象处理。少部分患者的症状和体征不典型，突出的特点为表情淡漠、嗜睡、低热、明显的乏力、心率慢及恶病质，最后陷入昏迷，甚至死亡。临床上称为淡漠型甲状腺危象。美国甲状腺协会推荐用 Burch–Wartofsky 评分量表（BWPS）或日本甲状腺协会制定的甲状腺危象的诊断标准进行诊断。

Burch–Wartofsky 甲状腺危象诊断评估量表

诊断参数	评分
体温调节障碍	
体温（℃）	
37.2 ～ 37.7	5
37.8 ～ 38.2	10
38.3 ～ 38.8	15
38.9 ～ 39.2	20
39.3 ～ 39.9	25
≥ 40	30
心血管系统症状	
心动过速（次 / 分）	
90 ～ 109	5
110 ～ 119	10
120 ～ 129	15
≥ 140	25
心房纤颤	
无	0
有	10
充血性心力衰竭	
无	0
轻度（足面水肿）	5
中度（双肺底湿罗音）	10
重度（肺水肿）	15

续表

诊断参数	评分
胃肠 - 肝功能异常症状	
无	0
中度（腹泻，腹痛，恶心 / 呕吐）	10
重度（不明原因黄疸）	15
中枢神经系统症状	
无	0
轻度（躁动）	10
中度（谵妄，精神错乱，极度昏睡）	20
重度（惊厥，昏迷）	30
诱因	
无	0
有	10
总分	
＞ 45	甲状腺危象
25 ～ 45	危象前期
＜ 25	不提示甲状腺危象

日本甲状腺协会甲状腺危象诊断标准

诊断先决条件

有甲状腺毒症症状，且血清 FT_3 或 FT_4 水平升高

症状：

①中枢神经系统（CNS）症状：躁动、谵妄、精神失常 / 精神错乱、嗜睡 / 嗜睡、昏迷（日本昏迷量表 ≥ 1 或格拉斯哥昏迷量表 ≤ 14）

②发热：≥ 38℃

③心动过速：心率 ≥ 130 次 /min 或心房颤动时心室率 ≥ 130 次 /min

④充血性心力衰竭（CHF）：肺水肿，双肺湿啰音（超过 50% 肺野），心源性休克，NYHA 分级Ⅳ级或 Killip 分类 ≥Ⅲ级

⑤胃肠道 / 肝脏症状：恶心、呕吐、腹泻或总胆红素水平 ≥ 3.0mg/dL

诊断

TS 分级	特征组合	诊断条件
TS1	首选组合	甲状腺毒症联合至少一种 CNS 症状以及发热、心动过速、CHF 或胃肠道 / 肝脏症状
TS1	替代组合	甲状腺毒症联合以下至少三种症状组合：发热、心动过速、CHF 或胃肠道 / 肝脏症状中
TS2	首选组合	甲状腺毒症联合以下两种症状组合：发热、心动过速、CHF 或胃肠道 / 肝脏症状中
TS2	替代组合	患者满足 TS1 诊断条件，但血清 FT_3 或 FT_4 不可获得

排除与规定

如果其他伴随疾病明确引起了如下任何症状，可排除甲状腺危象所致：发热（如肺炎和恶性高热），意识障碍（如精神疾病和脑血管疾病），心力衰竭（如急性心肌梗死）和肝病（如病毒性肝炎和急性肝衰竭）。因此，确定症状是由甲状腺危象所致或只是某种伴随疾病的表现是困难的，当伴随疾病作为诱发因素引起上述症状，则该症状应视为由甲状腺危象所致，对此需要进行临床判断

注：TS1，"确诊" TS；TS2，"疑诊" TS。

【急救措施】

一、针灸

1. 针刺

针刺曲池、合谷、少商、风池、大椎，选用 2～3 个穴位，用泻法。多汗配阴郄，心悸配神门。

肾俞、太溪、三阴交用补法，中等刺激；心俞、肝俞、太冲、内关用泻法，强刺激；多汗阴郄用平补平泻法；心悸加泻神门；眼突明显加攒竹透鱼腰，鱼腰透丝竹空，四白针尖略向上斜，均用平补平泻。得气后可留针 30 分钟，每日 1 次。

2. 灸法

足三里、关元、气海，用艾条灸 20 分钟，有回阳救逆的作用。适用于阳气暴脱的危象。

风池、大椎、风府、肺俞、膻中、身柱。每穴灸 10～20 分钟，以皮肤潮红为度，每日 1 次，连灸 6 次，以后隔日 1 次，2 周为一疗程。

二、中成药

（1）安宫牛黄丸：每次 1 丸，口服或鼻饲。

（2）牛黄清热散：主要成分为牛黄、黄连、栀子等，功能清热凉血，醒神开窍。每次 1～3g，口服或鼻饲。

三、注射液

（1）醒脑静注射液：主要成分为牛黄等，功能清热除烦，醒脑开窍。取醒脑静注射液 40mL 加入 500mL 的 5% 葡萄糖生理盐水中，静脉注射。

（2）清开灵注射液：20～40mL，加入 500mL 10% 葡萄糖注射液中，静脉注射。

（3）生脉注射液：功能生津复脉止汗。生脉注射液 8～10mL，加入增液盐水 200mL，静脉注射。

四、西医治疗

甲状腺危象急剧凶险，须抢救治疗。

抗甲状腺药物，阻碍甲状腺激素合成首选丙基硫氧嘧啶，此药不但可以抑制甲状腺激素合成，还可以使 T_4 向 T_3 转变。首次用量为 600mg，继以 200mg，6～8 小时 1 次，昏迷者可鼻饲给药。

应用碘剂抑制已合成的甲状腺素释放碘，可抑制蛋白水解酶的作用，使甲状腺球蛋白上的甲状腺激素不被水解，从而减少甲状腺激素向血中释放。复方碘溶液每次 10～20 滴鼻饲，每 6 小时 1 次，病情危重时亦可用碘化钠 1g 溶于 500mL 液体中静脉注射，每天 2～3g。当急性症状控制后，碘剂可减量，一般用 3～7 天后可停药。碘剂对外科手术后引起的甲状腺危象无效。因已使用碘剂作术前准备，出现碘脱逸现象，即使再用作用也不大。极少数患者应用碘剂有不良反应，可出现药疹、结膜炎、腮腺炎及中毒性肝炎等。

降低周围组织对甲状腺激素、儿茶酚胺的反应。

（1）β 肾上腺素能受体阻滞剂：心得安 20～80mg，每 4～6 小时口服或以 1mg/min 的速度泵入，总量达 5～10mg。老年人合并心脏病特别是心功能不全或心脏传导阻滞者慎用，支气管哮喘者禁用。

（2）儿茶酚胺耗竭剂：利血平每次肌内注射 1～2mg，4～6 小时 1 次，但应注意由于利血平易透过血脑屏障而引起意识改变，对病情观察不利。

（3）去甲肾上腺素释放阻滞剂：胍乙啶 1mg/kg，给药 12 小时后心率减慢，震颤减轻，体温下降，应用 3～6 天后可获全部药理作用。不良反应有直立性低血压及腹泻，但不影响患者意识。

（4）可以采用血液透析、腹膜透析、血浆置换等方法清除血液循环中的甲状腺激素。

（5）拮抗应激，发生甲状腺危象时对肾上腺皮质激素的需要量增加，尤其在高热或休克时，宜加用肾上腺皮质激素，具有非特异性退热、抗病毒、抗休克的作用。可用氢化可的松每天 200～300mg 静脉注射，也可用地塞米松 15～30mg，病情好转后逐步减量至停用。

（6）积极控制诱因，有感染者应采用有效抗生素控制感染，伴有其他疾病者应同时治疗。

五、其他治疗

1. 镇静

对兴奋烦躁、谵妄、抽搐者，可用安定 5～10mg 肌内注射或静脉注射；也可用苯巴比妥钠 0.1～0.2g 肌内注射，6～8 小时 1 次；或利血平 1～2mg 肌内注射，4～8 小时 1 次，但利血平不宜用于反应迟钝或昏迷的患者。

2. 维持水电解质平衡

纠正失水、失钠和失钾。甲状腺危象时可能有磷的负平衡，一般不必补足，因补磷会使血镁下降，而镁对甲状腺素有拮抗作用。补磷后有可能导致甲状腺危象加重。

3. 对症处理

具体方法有吸氧，补充大量维生素，尤其是 B 族维生素，降温等。

【中医临床证治】

一、辨证论治

（一）辨证要点

辨证要点在于分清证候之虚实，气阴两伤的程度。

（二）分证论治

1. 肝阳暴张，心火亢盛证

证候：高热烦躁，心悸多汗，恶心呕吐，谵妄抽搐，舌红苔黄，脉象弦数。

治法：泻火解毒，清心平肝。

方药：清瘟败毒饮（《疫疹一得》原方）。生石膏大剂（180～240g）、中剂（60～120g）、小剂（24～36g），生地黄大剂（18～30g）、中剂（9～15g）、小剂（6～12g），乌犀角大剂（180～240g）、中剂（90～150g）、小剂（60～120g），川黄连大剂（12～18g）、中剂（6～12g）、小剂（3～4.5g），生栀子、桔梗、黄芩、知母、赤芍、玄参、连翘、竹叶、甘草、牡丹皮、黄连（以上十一味原书无剂量）。

2. 阳气暴脱证

证候：神志淡漠，面色苍白，四肢厥冷，冷汗淋漓，息微唇绀，体温不升。舌淡，脉微细欲绝。

治法：回阳救逆。

方药：参附汤或四逆汤加减。人参15g，制附子15g（先煎），干姜9g，炙甘草6g。

3. 真阴衰竭证

证候：神恍惊悸，面色潮红，汗出如油，口渴欲饮，饮不解渴，身热心烦，四肢温暖，舌光剥无苔，脉虚数。

治法：育阴潜阳。

方药：三甲复脉汤加减。炙甘草18g，生地黄18g，生白芍18g，麦冬15g，阿胶9g，麻子仁9g，生牡蛎15g，生鳖甲24g，生龟甲30g。

4. 阴竭阳脱证

证候：神志恍惚，大汗肢冷，面色苍白，唇甲青紫，呼吸微弱，舌红少津，脉细数无力或脉微欲绝。

治法：回阳救逆，敛阴固脱。

方药：参附汤合生脉散加减。人参12g（单煎），制附子9g（先煎1小时），生姜3片，大枣3枚，麦冬9g，五味子6g。

【名中医经验荟萃】

郑永钿教授治疗该病在西药的基础上加用瘿病 1 号（黄芪 30g，三棱 10g，生地黄 15g，白芍 10g，玄参 10g，夏枯草 10g，莪术 15g，麦冬 15g，浙贝母 15g，黄芩 10g，生石膏 20g）。2 剂 / 天。治疗有效率高于单纯使用西药，甲状腺危象积分降低水平较西药更显著。

第十八章　中风病（脑梗死与脑出血）

【概述】

中风病又称为类中风，是因气血逆乱、脏腑失和、脑脉痹阻或血溢脉外所致的一类内伤病证，是以突然昏仆、半身不遂、肢体麻木、口眼㖞斜、言语謇涩为主要表现的脑神经疾病，具有起病急骤、变化迅速等特点。根据2017年的统计数据，每年全世界中风的发病率在50～60/10万人，平均死亡率为10/10万人，而我国每年发病率在150～170/10万人，死亡率为50/10万人，且发病率还以每年10%的速度增长。目前我国约有中风病患者1200万人，每年新增病例约250万人，每年因中风死亡约200万人，占我国总死亡人口的22%，中风已经超越癌症及心脏病成为导致我国居民死亡的第一位疾病。本病西医称为脑卒中或脑血管意外，属于中枢神经系统的血管病变。

中风一般对应于西医学的急性脑血管病，可分为出血性和缺血性两大类，而以缺血性脑血管病为主，是中老年人特别是60岁以上老年人的常见病、多发病。中风发病突然，发病原因错综复杂，病理病机不断变化，但总体来说是一个从逐渐量变到突然质变的过程。中老年患者在发病前大多有气血失调，而且多数人西医检查有脑部细微血栓发生，出现诸多微妙的中风前兆症状。只是多数人未能引起重视，导致错过了最佳预防治疗的时机，而此病一经发作，治疗十分困难。

【病因病机】

一、病因

本病病因以内因引发为主，包括气（气逆）、风（外风、肝风）、火（肝火、心火）、痰（风痰、湿痰）、虚（气虚、阴虚）、瘀（血瘀）六大病因。此外，情志郁怒、饮食不节、劳累过度、气候变化、血液瘀滞也是本病的重要诱因。

二、病机

上述病因引起气血逆乱、脏腑失和、脑脉痹阻或血溢脉外而发为本病。

【西医诊断标准或分类标准】

一、缺血性中风的诊断

（一）中医诊断标准

参考国家中医药管理局医政司 2010 年制定的《22 个专业 95 个病种中医诊疗方案·中风病（2010 版）》。

1. 主要症状：偏瘫，偏身感觉异常，口眼㖞斜，言语謇涩，言语不清，或神识昏蒙。

2. 次要症状：头痛，眩晕，瞳孔变化，饮水发呛，目偏不瞬，共济失调。急性起病，发病前多有诱因，常有先兆症状。发病年龄多在 40 岁以上。

3. 具备 2 个以上主症，或 1 个主症、2 个次症，结合起病、诱因、先兆症状、年龄即可确诊。不具备上述条件，结合影像学检查结果亦可诊断。

（二）西医诊断标准

参照 2014 年中华医学会神经病学分会脑血管病学组制定的《中国急性缺血性脑卒中诊治指南（2014）》。

1. 急性起病。

2. 局灶性神经功能缺损，少数为全面神经功能缺损。

3. 症状和体征持续数小时以上，脑 CT 或 MRI 排除脑出血和其他病变。

4. 脑 CT 或 MRI 有责任梗死病灶。

具备以上 4 点可诊断为急性缺血性脑卒中。

二、出血性中风的诊断

（一）中医诊断标准

参考 2008 年中华中医药学会发布的《中医内科常见病诊疗指南》。

1. 临床表现为神志昏蒙，半身不遂，口眼㖞斜，言语謇涩或语不达意，甚或不语，偏身麻木；或出现头痛，眩晕，瞳孔变化，饮水发呛，目偏不瞬，步履不稳等。

2. 急性起病，渐进加重，或骤然起病。一般出血性中风多动态起病，迅速达到症状的高峰，而缺血性中风往往于安静状态起病，渐进加重，或有反复出现类似症状的病史。少部分缺血性中风患者可突然起病，病情发展迅速，伴有神志昏蒙。

3. 发病前多有诱因，常有先兆症状。可见眩晕，头痛，耳鸣，突然出现一过性言语不利或肢体麻木，视物昏花，1 日内发作数次，或几日内多次复发。

4. 发病年龄多在 40 岁以上。

5. 具备以上临床表现，结合起病形式、诱因、先兆症状、年龄即可诊断。结合影像学检查（头颅 CT 或 MRI）可明确诊断。

（二）西医诊断标准

参照 2014 年中华医学会神经病学分会制定的《中国脑出血诊治指南》。

1. 急性起病。

2. 局灶神经功能缺损症状（少数为全面神经功能缺损症状），常伴有头痛、呕吐、血压升高及不同程度的意识障碍。

3. 头颅 CT 或 MRI 显示出血灶。

4. 排除非血管性脑部病因。

三、疾病分期

1. 急性期：发病 2 周以内。

2. 恢复期：发病 2 周至 6 个月。

3. 后遗症期：发病 6 个月以后。

四、病类诊断

1. 中经络：中风无意识障碍者。

2. 中脏腑：中风有意识障碍者。

【急救措施】

一、针灸

1. 针刺水沟、百会、涌泉、双侧内关，十宣穴刺络放血，双侧耳垂刺络放血。

2. 石氏醒脑开窍针法

（1）主穴：双侧内关、水沟、患侧三阴交。

副穴：患肢极泉、尺泽、委中。

配穴：根据合并症的不同，配以不同穴位。吞咽困难加双侧风池、翳风、完骨。眩晕加双侧天柱。

（2）操作：先刺双侧内关，直刺 0.5～1.0 寸，采用提插捻转结合的泻法，施手法 1 分钟；继刺水沟，向鼻中隔方向斜刺 0.3～0.5 寸，采用雀啄手法（泻法），以流泪或眼球湿润为度。再刺三阴交，沿胫骨内侧缘与皮肤呈 45°斜刺，针尖刺到原三阴交的位置上，进针 0.5～1.0 寸，采用提插补法；针感到足趾，下肢出现不自主抽动，以患肢抽动 3 次为度。

（3）凡患者无脱证者，先用三化汤通腑逐瘀以通畅气机，药取生大黄、枳实、厚朴、羌活水煎，鼻饲或灌肠。

二、注射液

（一）缺血性中风（脑梗死）

1. 醒脑静注射液 10～20mL，日 1～2 次，加入等渗液中静脉注射，过敏患者禁用。

2. 疏血通注射液 2～4mL，日 1 次，加入等渗液中静脉注射，过敏患者禁用。

3. 灯盏花注射液 20～40mL，日 1 次，加入等渗液中静脉注射，过敏患者禁用。

4. 血塞通注射液（络泰）0.2～0.4g，日 1 次，加入等渗液中静脉注射，过敏患者禁用。

5. 丹红注射液 10～20mL，日 1 次，加入等渗液中静脉注射，过敏患者禁用。

6. 参附注射液 40～100mL，日 1～3 次，加入 25% 的葡萄糖注射液 20～40mL 静脉注射，待血压升至正常，改用 50～100mL，加入等渗液中静脉注射维持，过敏患者禁用。

7. 参麦注射液 40～100mL，日 1～2 次，加入 25% 的葡萄糖注射液 40～100mL 中静脉注射，待血压升至正常，改用 50～100mL，加入等渗液中静脉注射维持，过敏患者禁用。

8. β– 七叶皂苷 10～20mg，日 1～2 次，加入等渗液中静脉注射，过敏患者禁用。

（二）出血性中风（脑出血）

活动性出血期不推荐使用中药活血制剂。

1. 参麦注射液 50～200mL，日 1～3 次，加入 25% 的葡萄糖注射液 40～100mL 中静脉注射，待血压升至正常，改用 50～100mL，加入等渗液中静脉注射维持，过敏患者禁用。

2. 参附注射液 40～100mL，日 1～2 次，加入 25% 的葡萄糖注射液 20～40mL 中静脉注射，待血压升至正常，改用 50～100mL，加入等渗液中静脉注射维持，过敏患者禁用。

3. 醒脑静注射液 10～20mL，日 1～2 次，加入等渗液中静脉注射，过敏患者禁用。

4. 天麻素注射液 200～600mg，日 1 次，加入等渗液中静脉注射，过敏患者禁用。

5. β-七叶皂苷 10～20mg，日 1～2 次，加入等渗液中静脉注射，过敏患者禁用。

三、西医治疗

（一）缺血性中风（脑梗死）

1. 溶栓治疗：发病时间在 3～4.5 小时，常用溶栓药物为阿替普酶。

2. 血管内介入治疗：发病时间在 6～24 小时。

3. 抗凝治疗：常用普通肝素、低分子肝素钠等。

4. 降纤治疗：对不适合溶栓并经过严格筛选的脑梗死患者，特别是高纤维蛋白血症者可选用降纤治疗。

5. 抗血小板治疗：常用阿司匹林、硫酸氢氯吡格雷、银杏达莫注射液等。

6. 降脂稳斑治疗：常用瑞舒伐他汀钙片、阿托伐他汀钙片等。

7. 神经保护剂：常用依达拉奉注射液、丁苯酞氯化钠注射液、丁苯酞软胶囊等。

8. 血压管理。

9. 血糖管理。

10. 其他基础病对症治疗及生命支持治疗。

（二）出血性中风（脑出血）

1. 手术治疗：常用微创血肿抽吸治疗、去大骨瓣治疗、血管内介入治疗等。

2. 脱水降颅压治疗：常用甘露醇注射液、甘油果糖注射液、利尿剂等。

3. 血压、血糖、血脂管理。

4. 其他基础病对症治疗及生命支持治疗。

【中医临床证治】

一、辨证论治

（一）辨证要点

本病临床辨证首先应分清中脏腑与中经络，中脏腑则应辨明脱证与闭证，中经络则有气、风、火、痰、虚、瘀之不同。

（二）分证论治

1. 中脏腑

（1）痰蒙清窍证

证候：意识障碍，半身不遂，口眼㖞斜，言语謇涩或不语，痰鸣辘辘，面白唇暗，肢体瘫软，手足不温，静卧不烦，二便自遗，舌质紫暗，苔白腻，脉沉滑缓。

治法：燥湿化痰，醒神开窍。

方药：涤痰汤加减。法半夏 15g，陈皮 10g，枳实 15g，胆南星 10g，石菖蒲 15g，竹茹 10g，茯苓 20g，生姜 10g，远志 15g。

加减：痰浊重加礞石、朴硝、猪牙皂或珠珀猴枣散；神昏重加安宫牛黄丸或苏合香丸。

（2）痰热内闭证

证候：意识障碍，半身不遂，口眼㖞斜，言语謇涩或不语，鼻鼾痰鸣，或肢体拘急，或躁扰不宁，或身热，或口臭，或抽搐，或呕血，舌质红，舌苔黄腻，脉弦滑数。

治法：清热化痰，醒神开窍。

方药：羚羊角汤加减。珍珠母 30g，石菖蒲 15g，半夏 15g，天竺黄 15g，夏枯草 10g，生大黄 10g，牡丹皮 10g，竹茹 10g，远志 15g，羚羊粉 1～3g（兑服）。

加减：内热重加牛黄清心丸、紫雪丹；痰浊重加礞石、朴硝、猪牙皂或天黄猴枣散；神昏重加安宫牛黄丸、至宝丹。

（3）元气败脱证

证候：神昏不知，目合口开，四肢瘫软，肢冷汗多，二便自遗，舌卷缩，舌质紫暗，苔白腻，脉微欲绝。

治法：益气回阳固脱。

方药：独参汤或参附汤。人参30g（另煎），制附子15g（先煎）。

加减：汗出不止者加山萸肉、黄芪、煅龙骨、煅牡蛎或生脉饮。

2. 中经络

（1）风火上扰证

证候：眩晕头痛，面红耳赤，口苦咽干，心烦易怒，尿赤便干，舌质红绛，舌苔黄腻而干，脉弦数。

治法：清热平肝，潜阳息风。

方药：天麻钩藤饮加减。天麻15g，钩藤15g，黄芩10g，益母草15g，栀子10g，牡丹皮10g，赤芍15g，川牛膝15g，夏枯草10g，生石决明30g（先煎）。

加减：火热重加牛黄清心丸。

（2）风痰扰窍证

证候：头晕目眩，痰多而黏，舌质暗淡，舌苔薄白或白腻，脉弦滑。腹胀便干便秘，头痛目眩，咳痰或痰多，舌质暗红，苔黄腻，脉弦滑或偏瘫侧弦滑而大。

治法：息风化痰，通络开窍。

方药：半夏白术天麻汤加减。法半夏15g，茯苓15g，陈皮10g，生白术20g，天麻15g，酒大黄10g，香附15g，毛冬青15g，水蛭10g，胆南星10g。

加减：痰浊重加石菖蒲、礞石、朴硝、猪牙皂或天黄猴枣散。

（3）痰热腑实证

证候：眩晕耳鸣，手足心热，咽干口燥，舌质红而体瘦，少苔或无苔，脉弦细数。

治法：化痰通腑。

方药：星蒌承气汤加减。胆南星10g，全瓜蒌15g，枳实15g，厚朴15g，生大黄10g（后下），芒硝20g（冲服）。

加减：内热重加羚羊角粉或牛黄清心丸；痰浊重加石菖蒲、礞石、朴硝、猪牙皂或天黄猴枣散。

（4）气虚血瘀证

证候：面色㿠白，气短乏力，口角流涎，自汗出，心悸便溏，手足肿胀，舌质暗淡，舌苔白腻，有齿痕，脉沉细。

治法：益气活血。

方药：补阳还五汤加减。黄芪 50g，当归 10g，桂枝 15g，红花 10g，川芎 15g，桃仁 10g，赤芍 15g，地龙 10g。

加减：气虚重加人参，倍黄芪；血瘀重加水蛭、莪术、土鳖虫、灯盏花。

（5）阴虚风动证

证候：头晕耳鸣，腰酸，突然发生口眼㖞斜，言语不利，手指瞤动，甚或半身不遂，舌质红，苔腻，脉弦细数。

治法：镇肝息风，滋阴潜阳。

方药：镇肝熄风汤加减。龙骨 30g，玄参 15g，怀牛膝 15g，代赭石 30g（先煎），杭白芍 15g，天冬 15g，茵陈 15g，牡蛎 30g（先煎），川楝子 10g，谷芽 15g，麦芽 15g，龟甲 15g（先煎），甘草 6g。

加减：阴虚重加生地黄、女贞子、墨旱莲、麦冬、首乌藤；风动重加天麻、钩藤、羚羊角粉。

二、针灸治疗

（1）神昏：百会、四神聪、四神、印堂、水沟、双侧风池、内关、神门，十宣刺络放血，灸涌泉等。

（2）肢体偏瘫麻木：取穴以患侧手足阳明经为主，如肩髃、手五里、曲池、手三里、阳溪、风市、伏兔、梁丘、足三里、上下巨虚、丰隆、解溪、冲阳、内庭等，配合患侧阳池、阳谷、丘墟、八风、八邪、双侧阳陵泉、阴陵泉、三阴交、悬钟、太溪、昆仑、太冲等，头皮针运动功能区、感觉功能区等。

（3）口眼㖞斜：双侧牵正、地仓、合谷，水沟、承浆，患侧上关、下关、四白、颊车、迎香、夹承浆等。

（4）言语謇涩：聚泉、廉泉、夹廉泉、双侧地仓、内关、合谷，头皮针语言功能区，金津、玉液刺络出血。

（5）吞咽困难：聚泉、廉泉、天突、膻中、双侧地仓、内关、合谷、人迎、扶突、水突等。

（6）二便不通或失禁：双侧天枢、水道、八髎、关元、气海、中极，灸神阙。

【名中医经验荟萃】

一、任继学——中风八法

1. 开闭固脱法

中风闭证任老常用开关散、温病三宝、三化汤开窍启关；或用白矾散（白矾20g，生姜10g）水煎冷藏，急用时温开顿服，或大剂参附注射液、参麦注射液静脉注射。汤频频鼻饲。中风脱证任老自拟两救固脱饮（人参、附子、龟甲、玳瑁、山茱萸、阿胶、鸡子黄、胆南星）。

2. 化瘀降浊法

自拟活络化浊散（槐花、葛根、白豆蔻、大黄、瓜蒌、厚朴、地龙、川芎、红花、豨莶草）或菖蒲郁金汤。

3. 潜阳息风法

自拟潜阳息风丹（羚羊角、天竺黄、玳瑁、珍珠母、紫贝齿、龟甲、僵蚕、葛根、生槐花、生地黄、胆南星、秦艽）。阳偏亢者选吴塘医案方（生地黄、白芍、牡蛎、麦芽、鳖甲、甘草、阿胶）；风偏盛者选王旭高医案方（何首乌、当归、白芍、旋覆花、陈皮、秦艽、菊花、钩藤、天麻、蒺藜、桑枝）。

4. 理气豁痰法

自拟理气反正散（珍珠母、丹参、沉香、乌药、白蒺藜、佛手、桑枝、青皮、胆南星、郁金），涤痰散（玄明粉、猴枣、胆南星、石菖蒲、天竺黄、竹沥）。

5. 补肾填精法

中成药集灵膏，填精两仪粉，益脑丸（何首乌、黄精、藏红花、桑枝、豨莶草、生地黄、天冬、龟甲、泽泻、三七、玳瑁、砂仁、丹参、五味子）。

6. 破瘀醒神法

自拟破瘀醒神汤（炒水蛭、炮山甲、酒大黄、白薇、桃仁、酒红花、石菖蒲、麝香、羚羊角、土鳖虫）。

7. 益气活血法

在补阳还五汤的基础上重用乌梢蛇、僵蚕、全蝎、水蛭。

8. 通腑泄热法

大黄、枳实、元明粉、全瓜蒌。

二、王永炎

化痰通腑法：星蒌承气汤（全瓜蒌、胆南星、生大黄、芒硝）。

第十九章　急性泌尿系感染

【概述】

急性泌尿系感染（UTI）又称急性尿路感染，是肾脏、输尿管、膀胱和尿道等泌尿系统各个部位急性感染的总称。

老年患者在疾病过程中容易发生局部感染的症状，其中尿路感染比较常见，在老年人感染性疾病中仅次于心血管和呼吸道等方面的疾病，在同期住院发生感染的老年患者中，发生尿路感染的占4.9%。

青年男性很少发生泌尿系感染，每年发病率约为0.05%，但50岁后男性的发病率会逐渐上升。据统计，老年男性UTI发病率为2%～5%，而女性则为20%～50%。

尿路感染归属于中医学"淋证"范畴，淋之名称始见于《内经》，汉代张仲景在《金匮要略》中称为"淋秘"。

【病因病机】

淋证的病因可归结为外感湿热、饮食不节、情志失调、禀赋不足或久病劳伤等方面，其主要病机为湿热蕴结下焦，肾与膀胱气化不利。

湿热等邪蕴结膀胱，或久病脏腑功能失调，均可引起肾与膀胱气化不利，而致淋证。若湿热客于下焦，膀胱气化不利，小便灼热刺痛，则为热淋；若膀胱湿热，灼伤血络，破血妄行，血随尿出，以至小便涩痛有血，乃成血淋；若湿热久蕴，熬尿成石，遂致石淋；若湿热蕴久，阻滞经脉，津液不循常道，小便浑浊不清，而为膏淋；若肝气失于疏泄，气火郁于膀胱，则为气淋；若久淋不愈，湿热留恋膀胱，由腑及脏，继则由肾及脾，脾肾受损，正虚邪损，遂成劳淋。

【西医诊断标准或分类标准】

老年 UTI 患者的尿路刺激症状相对不明显，可出现尿常规检查与尿培养结果不一致的情况，因此在临床中误诊、漏诊率较高。老年 UTI 的诊断仍应以尿细菌培养结果为准，有学者认为，有尿路感染症状的老年男性，尿定量培养 $\geq$ 10^3/mL 即可诊断，对于有前列腺增生、结石或留置导尿管等复杂情况的患者，菌落数 $\geq$ 10^4/mL 可诊断为有意义菌尿，老年女性尿标本收集困难，且易出现污染，假阳性率较高，因此除尿培养外，也应结合临床症状及其他实验室指标进行诊断。

根据感染部位的不同，UTI 分为上尿路感染和下尿路感染，上尿路感染以肾盂肾炎为主，下尿路感染以膀胱炎为主，两者的治疗明显不同，因此需要对感染的部位进行鉴别，在鉴别的方法方面，老年患者与一般患者基本一致。

【急救措施】

若患者因泌尿系感染出现排尿困难，实证可针刺中极、膀胱俞、秩边等穴；虚证可针刺关元、三焦俞、脾俞等穴。

口服三金片、左氧氟沙星片、头孢克肟分散片等。

老年人尿路感染因其病原体和临床表现不同于一般成人，治疗需要根据其特点进行调整。

（1）去除相关易感及复杂因素：老年人复杂的泌尿系感染较为常见，易感因素如留置导尿、男性前列腺肥大、糖尿病、尿路结石等，应注意控制原发性疾病，及时去除易感及合并复杂因素。

（2）应注意区分上尿路感染和下尿路感染：肾盂肾炎易复发，可导致肾功能不全等不良后果，膀胱炎具有良好的预后和自限性，两者治疗方法不同。

（3）合理使用抗生素：老年人尿路感染病原体构成较为复杂，应注意尿培养结果，有针对性地使用抗生素。

（4）防止复发和并发症的发生：老年人的免疫力下降，病情更严重，复杂性尿路感染更为常见。因此，病情容易复发，相关并发症的发生应引起警惕。

【中医临床证治】

一、辨证论治

（一）辨证要点

淋证有六淋之分，多虚实夹杂，各种淋证又常易转化；临床辨证应辨六淋之类别，辨证候之虚实，分清标本虚实之主次，病情之缓急，还要辨明各淋证的转化与兼夹。

（二）分证论治

1. 热淋

证候：小便频数短涩，灼热刺痛，尿色黄赤，少腹拘急胀痛，或有寒热，口苦，呕恶，或有腰痛拒按，或有大便秘结，舌质红，苔黄腻，脉滑数。

治法：清热利湿通淋。

方药：八正散加减。瞿麦15g，萹蓄10g，车前子30g，滑石18g，萆薢10g，大黄10g，黄柏10g，蒲公英15g，紫花地丁10g。

加减：伴寒热、口苦、呕恶者可加黄芩10g，柴胡10g，以和解少阳；湿热伤阴者去大黄，加生地黄10g，知母10g，白茅根10g，以养阴清热。

2. 石淋

证候：尿中夹沙石，排尿涩痛，或排尿时突然中断，尿道窘迫疼痛，少腹拘急，一侧腰腹绞痛难忍，尿中带血，舌质红，苔薄黄，脉弦或数。

治法：清热利湿，排石通淋。

方药：石韦散加减。瞿麦15g，萹蓄10g，通草10g，滑石18g，金钱草30g，海金沙30g，鸡内金15g，石韦15g，虎杖15g，王不留行10g，牛膝

15g，青皮 10g，乌药 10g，沉香 10g。

加减：腰腹绞痛明显者，加芍药 10g，甘草 10g，以缓急止痛；若尿中带血，可去王不留行，加小蓟 10g，生地黄 10g，藕节 10g，以凉血止血；石淋日久，症见神疲乏力，少腹坠胀者，为虚实夹杂，当标本兼顾，以补中益气汤加冬葵子 10g，益气通淋；腰膝酸软、腰部隐痛者，加杜仲 15g，续断 10g，补骨脂 15g，补肾益气。

3. 血淋

证候：小便灼热涩痛，尿色深红，或夹有血块，疼痛满急加剧，或见心烦，舌质红，苔黄，脉滑数。

治法：凉血止血，清热通淋。

方药：小蓟饮子加减。小蓟 15g，生地黄 30g，白茅根 30g，旱莲草 10g，栀子 10g，通草 10g，滑石 20g，当归 10g，蒲黄 10g，大黄 10g，三七 5g，马鞭草 10g。

加减：若出血不止可加仙鹤草 15g，琥珀粉 10g，以收敛止血；若久病脾虚，气不摄血，症见神疲乏力，面色少华者，用归脾汤加仙鹤草 15g，泽泻 15g，益气养血通淋。

4. 气淋

证候：郁怒之后，小便涩滞，淋沥不通，少腹胀满疼痛，舌质淡，苔薄白，脉弦。

治法：理气疏导，利尿通淋。

方药：沉香散加减。沉香 10g，青皮 10g，乌药 10g，香附 10g，石韦 15g，滑石 20g，冬葵子 10g，车前子 30g。

加减：少腹胀满，上及于胁者，加川楝子 10g，小茴香 10g，广郁金 10g，以疏肝理气；兼有瘀滞者，加红花 10g，赤芍 10g，益母草 15g，活血化瘀行水。

5. 膏淋

证候：小便浑浊，乳白如米泔水，上有浮油，置之沉淀，或伴有絮状凝块物，或混有血液、血块，尿道热涩疼痛，尿时阻塞不畅，口干，舌淡红，苔黄腻，脉濡数。

治法：清热利湿，分清泄浊。

方药：程氏萆薢分清饮。萆薢 15g，石菖蒲 10g，黄柏 10g，车前子 30g，水蜈蚣 2 条，向日葵 10g，莲子心 5g，连翘心 5g，大蓟 10g，牡丹皮 10g。

加减：小腹胀，尿涩不畅，加青皮 10g，疏理肝气；病久湿热伤阴，加生地黄 15g，麦冬 10g，知母 10g，滋养肾阴；膏淋久病不已，反复发作，淋出如脂，涩痛不甚，形体日渐消瘦，头昏无力，腰膝酸软，舌质淡，苔腻，脉细无力，此为脾肾两虚，气不固摄，用膏淋汤补脾益肾固涩。

6. 劳淋

证候：小便不甚赤涩，尿痛不甚，但淋沥不已，时作时止，遇劳即发，腰膝酸软，神疲乏力，病程缠绵，舌质淡，苔薄白，脉细弱。

治法：补脾益肾。

方药：无比山药丸加减。党参 15g，黄芪 15g，怀山药 15g，莲子肉 10g，茯苓 20g，薏苡仁 20g，泽泻 15g，扁豆衣 10g，山茱萸 10g，菟丝子 10g，芡实 10g，金樱子 10g，煅牡蛎 15g。

加减：低热者，加青蒿 10g，鳖甲 10g，清虚热养肾阴；肾阴虚，舌红少苔，加生地黄、熟地黄各 30g，龟甲 30g，滋阴养肾；肾阳虚，加肉桂 10g，巴戟天 10g，温补肾阳。

二、针灸治疗

淋证针灸治疗主要选穴在膀胱经、肾经和任脉，其次是肝经、胃经和脾经；常用的穴位有关元、中极、三阴交、气海、肾俞、次髎、阴陵泉、会阴等。

主穴：①京门、肾俞、阳陵泉。②阴陵泉、关元、三阴交。2 组主穴每日交替施针 1 次，每次留针 20～30 分钟，血尿重者配以血海、太冲；发热配以曲池、大椎；针刺第 1 组患者取俯卧位，第 2 组取仰卧位，进针得气后配以电刺激。

针刺配合放血疗法治疗淋证，针刺关元、中极、三阴交、秩边、蠡沟、太溪、阴陵泉后，在第 5 腰椎棘突上下左右各 1 寸处拔罐放血 15 分钟。

【名中医经验荟萃】

一、国医大师余瀛鳌教授经验方

生地连栀汤是余瀛鳌教授经验方，主治急性泌尿系感染、膀胱炎。症见尿频、尿急、尿痛、淋沥不畅或尿中带血，大便干燥，口干口苦，舌质红或瘀暗，苔黄腻，脉弦数或细数。该方来源于导赤散、八正散合导赤承气汤加减，药物组成：生地黄30g，黄连9g，栀子9g，赤芍9g，牡丹皮9g，瞿麦12g，滑石9g，木通9g，地骨皮9g。

临床应用及加减化裁：本方可作为急性泌尿系感染、膀胱炎或慢性肾盂肾炎急性发作的基础方，症情急重者，可于原方加琥珀2g（研末，分冲），土牛膝15g；尿时灼热感明显者，加侧柏叶12g，螺厣草24g；尿时涩痛甚者，原方去牡丹皮、地骨皮，加小蓟15g，生蒲黄9g；口干腰酸者，原方去滑石，加麦冬15g，续断9g；病情缠绵，反复发作者，原方去瞿麦、地骨皮，加阿胶12g，土牛膝18g。

二、国医大师医张琪教授治疗淋证经验

张琪教授将淋证分为六型论治。

1. 膀胱湿热

治以清热利湿通淋。方药为木通15g，大黄5g，滑石15g，车前子15g，萹蓄15g，瞿麦15g，甘草10g。

2. 少阳外感，膀胱湿热

治以疏解外邪，利水通淋。方药为柴胡20g，半夏15g，生石膏50g，黄芩15g，瞿麦20g，萹蓄20g，石韦15g，木通15g，车前子20g，大黄5g，甘草10g。

3. 肝郁气滞，膀胱湿热

治以疏肝理气，利水通淋。方药为沉香10g，冬葵子20g，青皮15g，乌药20g，石韦20g，木香10g，滑石20g，王不留行20g。

4. 肝胆郁热，膀胱湿热

治以清肝胆，利湿热。方药为龙胆草 15g，车前子 15g，木通 15g，泽泻 15g，山栀子 15g，生地黄 20g，柴胡 15g，甘草 10g。

5. 阳明腑实，膀胱湿热

治以泄热通腑，利水通淋。方药为大黄 10g，枳实 15g，萹蓄 20g，滑石 20g，木通 15g，瞿麦 20g，车前子 15g，甘草 10g。

6. 湿热毒邪，蕴结膀胱

治以清热解毒，利水通淋。方药为白花蛇舌草 50g，蒲公英 50g，土茯苓 20g，贯众 20g，瞿麦 20g，紫花地丁 20g，马齿苋 20g，桂枝 10g，黄芩 15g，萹蓄 20g，车前子 15g，白茅根 30g，小蓟 20g。

第二十章 急性肾功能衰竭

【概述】

急性肾功能衰竭（ARF）是一种由多种病因引起的临床综合征，表现为肾功能急剧损伤，体内代谢产物潴留，水、电解质及酸碱平衡紊乱。由于认识到早期诊断对改善预后的重要性，对这一综合征有新的认识，称为急性肾损伤（AKI），强调早期诊断，AKI 的定义为 48 小时内血肌酐上升 $\geqslant$ 0.3mg/dL 或较原先水平增高 50% 和（或）尿量＜ 0.5mL/（kg·h），时间＞ 6 小时（排除梗阻性肾病或脱水状态）。近年来，"损伤" 已经代替了 "衰竭"，以强调疾病的连续性，因为即使适度的肾功能下降也会导致更差的结局。有 5%～ 10% 的住院患者及高达 60% 的入住 ICU 的患者会出现 AKI。急性肾损伤（AKI）是住院患者中常见的疾病，AKI 的治疗管理要求对水、电解质平衡有深入了解并在急性期能够正确应用肾脏替代治疗（RRT）。

老年人是急性肾功能衰竭的主要发病人群，并发急性肾功能衰竭后的病死率高且肾功能恢复比例相对较低，其中部分转化为需要终身肾脏替代治疗的慢性肾损害，而肾外并发症的发生率也较高。

本病属于中医学 "癃闭" "关格" "水肿" "尿毒" 等范畴。

【病因病机】

本病的形成多由于外感六淫邪毒、内伤饮食七情，以及失血、失液、中毒、虫咬等因素，主要与外感湿热、热毒及液脱、津伤等有关，形成火热、湿毒、瘀浊之邪，壅塞三焦，决渎失司，膀胱和三焦气化不利导致本病的发生。

总体来说，主要与肺、脾、肾之传导失常，脏腑病变有关，其中肾脏受损，膀胱气化功能失常，水湿浊邪不能排出体外是关键。病理性质总属本虚标实，临床表现复杂。一般初期多为火热、湿毒、瘀浊之邪壅塞三焦，影响其通调水道的功能，以正虚邪实为主；病至后期，以脏腑虚损、气血亏虚为主。

【西医诊断标准或分类标准】

诊断及分期参照《KDIGO 临床实践指南：急性肾损伤（2012 版）》，符合下列情形之一者即可诊断为 AKI。

1. 在 48 小时内血清肌酐（SCr）上升 > 10.3mg/dL（≥ 26.5μmol/L）。

2. 已知或假定肾功能损害发生在 7 天内，SCr 上升至≥基础值的 1.5 倍。

3. 尿量 < 0.5mL/（kg·h），持续 6 小时。

AKI 分期标准

分期	Scr 标准	尿量标准
1 期	升高 ≥ 26.5μmoL/L 或升高 1.5 ～ 1.9 倍	< 0.5mL/（kg·h），时间 6 ～ 12h
2 期	升高 2.0 ～ 2.9 倍	< 0.5mL/（kg·h），时间 ≥ 12h
3 期	升高 ≥ 353.6μmol/L（4mg/dL），或需要启动肾脏替代治疗，或患者 < 18 岁，估计 GFR 降低到 < 35mL/（min·1.73m²），或升高 ≥ 3 倍	< 0.3mL/（kg·h），时间 ≥ 24h 或无尿 ≥ 12h

注：AKI 为急性肾损伤，Scr 为血清肌酐，GFR 为肾小球滤过率。

AKI 病情评估：

1. 快速评估 AKI 患者并明确病因，尤其应寻找可逆因素。

2. 按照 AKI 分期标准，根据 SCr 和尿量对 AKI 进行严重程度分期。

3. 根据 AKI 的分期及病因管理 AKI 患者（未分级）。

4. 确诊 AKI 3 个月后再次评估患者，以确定 AKI 恢复程度，新发 AKI 或原有慢性肾脏病（CKD）的恶化。若患者进展至 CKD，应按照指南进行管理。若患者未进展至 CKD，应评估其发生 CKD 的风险，并按照指南进行管理。

【急救措施】

一、针灸及外治

（1）灸法：先灸气海、天枢等穴各 3 ～ 7 壮，然后用六一散等利小便。艾灸肾盂及脊角区，有时能增加尿量。

（2）中药灌肠：治法为活血清利，泄浊排毒，常用药有大黄、牡蛎、川芎、附片、槐花、桃仁等。

（3）取嚏疗法：用通关散（猪牙皂、细辛等份，研细），吹鼻取嚏，可用于肾后性肾衰竭之尿潴留患者。

二、口服药

（1）冬虫夏草制剂：具有补肾益精之功。适用于肾毒性药物及其他肾小管间质病变而导致的急性肾衰竭。

（2）尿毒清：可较好改善急性肾衰竭患者的氮质血症情况。

（3）清热地黄丸：用于出血热所致的急性肾衰竭。

三、注射液

（1）清开灵注射液：具有清热凉血、解毒开窍之功，适用于急性肾衰竭少尿期。

（2）生脉注射液：适用于急性肾衰竭休克阶段及多尿期的患者。

（3）川芎嗪注射液、丹参注射液、灯盏花素注射液等均能减轻肾损害，促进再生修复。

四、西医治疗

1. 休克患者的补液建议

（1）非失血性休克的 AKI 高危患者或 AKI 患者，建议用等张晶体补液而非胶体补液扩容。

（2）合并血管收缩性休克的 AKI 高危患者或 AKI 患者，推荐联合使用补液与升压药。

（3）围手术期或脓毒性休克的高危患者，建议参照既定的血流动力学和氧合参数管理方案，避免 AKI 进展或恶化。

2. 危重症患者的营养管理

（1）危重症患者，建议使用胰岛素将血糖控制在 110～149mg/dL（6.1～8.3mmol/L）。

（2）任意分期的 AKI 患者，建议热量摄入 20～30 kcal/（kg·d）。

（3）不建议为预防或延迟肾脏替代治疗（RRT）而限制蛋白的摄入。

（4）无须 RRT 的非高分解代谢的 AKI 患者，推荐的蛋白质摄入量为 0.8～1.0g/（kg·d）；需要 RRT 的患者为 1.0～1.5 g/（kg·d）；行连续性肾脏替代治疗（CRRT）且伴高分解代谢的患者蛋白质最高摄入量为 1.7g/（kg·d）。

（5）建议 AKI 患者优先选择肠内营养。

【中医临床证治】

一、辨证论治

（一）辨证要点

本病因水液浊邪内停之部位不同，表现为不同的证型。治疗当急则治标，缓治其本，因势利导，不可过用攻下，以免戕伐正气。本病病位在肾，涉及多个脏腑。病变初期和少尿期以热证、实证居多，治疗以祛邪为主，佐以扶正。以清热解毒、通腑泄浊、活血祛瘀为基本大法。在中期、恢复期会伤及正气，治疗以扶正祛邪为主，补益脾肾，益气养阴，兼以祛邪。注意攻伐之品不可太过，调补脏腑应注意时机。

（二）分证论治

1. 热毒炽盛证

证候：尿量急骤减少，尿少黄赤，甚则闭塞不通，壮热不已，口干欲饮，头痛身痛，烦躁不安，舌绛红，苔黄干，脉数。

治法：清热泻火解毒。

方药：黄连解毒汤加减。黄连 10g，黄芩 10g，黄柏 10g，栀子 9g。

加减：大便秘结者加生大黄；恶心呕吐者加竹茹、陈皮、半夏；蛇毒、蜂毒所致者加半边莲、白花蛇舌草；发热重者加紫雪丹或安宫牛黄丸。

2. 火毒瘀滞证

证候：尿点滴难出，或尿血、尿闭，高热谵语，狂躁，吐血衄血，斑疹紫黑或鲜红，舌深绛紫暗，苔焦黄或芒刺遍起，脉细数。

治法：清热解毒，泻火凉血，活血化瘀。

方药：清瘟败毒饮加减。生石膏大剂（180～240g）、中剂（60～120g）、小剂（24～36g），生地黄大剂（18～30g）、中剂（9～15g）、小剂（6～12g），乌犀角大剂（180～240g）、中剂（90～150g）、小剂（60～120g），真川连大剂（12～18g）、中剂（6～12g）、小剂（3～4.5g），生栀子、桔梗、黄芩、知母、赤芍、玄参、连翘、竹叶、甘草、牡丹皮、黄连。

加减：口渴多饮加天花粉、石斛；发热重加紫雪丹或安宫牛黄丸。

3. 湿热蕴结证

证候：症见尿少尿闭，纳呆食少，恶心呕吐，胸闷腹胀，口中臭秽，头痛，发热，咽干，烦躁，严重者可神昏谵语，苔黄腻，脉滑数。

治法：清热解毒，利湿化浊。

方药：甘露消毒丹加减。飞滑石 450g，淡黄芩 300g，绵茵陈 330g，石菖蒲 180g，川贝母、木通各 150g，藿香、连翘、白蔻仁、薄荷、射干各 120g。散剂每服 3～6g，丸剂 6～9g。

加减：热势重者加石膏、金银花以助清热解毒；湿重或水肿者，加泽泻、茯苓皮、车前子以利水湿；痰蒙心包重者加菖蒲郁金汤以豁痰开窍。

4. 邪陷心肝证

证候：症见身热、心悸、心烦，神昏谵语狂躁，抽搐惊厥，甲青唇黑，舌质红绛紫暗，脉滑数。

治法：清心开窍，凉肝息风，活血化瘀。

方药：安宫牛黄丸、羚角钩藤汤合桃核承气汤加减。羚羊角 1～5g（先煎），钩藤 9g，霜桑叶 15g，川贝母 9g，鲜竹茹 10g，生地黄 15g，菊花 15g，白芍 15g，茯神木 10g，生甘草 6g，桃仁 12g，大黄 12g，桂枝 10g，芒硝 6g。送服安宫牛黄丸 1 粒。

加减：高热甚而风动不止者加紫雪丹以清热息风止痉；痰蔽心窍而神昏深重者加珍宝丹以涤痰清热开窍。

5. 内闭外脱证

证候：症见神昏谵语或昏聩不语，躁扰不安，手足厥冷，汗出黏冷，气微欲绝或气短息促，大便秘结，唇黑甲青，舌绛色暗，干燥起刺，脉细数或沉伏难触。

治法：开闭固脱。

方药：生脉散合参附汤送服安宫牛黄丸。人参 12g（单煎），制附子 15g（先煎），生姜 3 片，大枣 3 枚，麦冬 9g，五味子 6g。送服安宫牛黄丸 1 粒。

6. 气阴亏损证

证候：症见气短，神疲，乏力，嗜睡，自汗或盗汗，手足心热，心烦不宁，腰酸，舌质淡红，苔薄，脉细数无力。

治法：益气养阴。

方药：参麦汤加减。生山药 20g，干麦冬 12g，牛蒡子 10g，人参 10g，生杭芍 10g，清半夏 6g，苏子 6g，甘草 5g。

加减：肾阴虚损，阴虚火旺，小便频数而烦热色黄赤者，加六味地黄丸合二至丸，以补肾阴，清虚热；肾气虚损，肾气不固，小便清长而量多者，加肾气丸合桑螵蛸散以固肾气，司摄纳；湿热留驻，纳差厌食，呕恶便溏，心烦苔黄者，加温胆汤以清热化湿。

【名中医经验荟萃】

国医大师张琪教授临床运用加味活血解毒汤治疗慢性肾衰竭基础上的急性肾衰竭，疗效肯定。运用半夏泻心汤合温胆汤化裁治疗因服生鱼胆，滥用抗生素及用抗结核、抗肿瘤药物而致急性肾衰竭的患者数十例，效果良好。

国医大师张镜人教授认为本病病位多在脾肾，治疗当清化湿热，补益脾肾，标本同治。

时振声教授从三焦气机壅滞，湿浊内闭论治该病，水肿重者可行气利水，大便不通者可通腑泄热。大气一转，二便得通，效果良好。

第二十一章　老年多脏器功能障碍综合征

【概述】

老年多脏器功能障碍综合征（multiple organ dysfunction syndrome in the elderly, MODSE）是老年人常见的危重疾病，特指老年人（≥ 65 岁）在器官老化并患有多种慢性疾病基础上，由于诱因和应激（如感染、手术）引起，在短时间同时或连续出现 2 个或 2 个以上器官功能不全，甚至衰竭的临床综合征。老年人在疾病过程中极易发生多系统器官功能不全或衰竭。MODSE 同成年人常见的多脏器功能障碍综合征（MODS）有相似的特点，但其在发病机制、病理生理方面均有不同，是一个独立的临床综合征。

在中医学中没有与本病对应的病名，大多数仍沿用西医病名。近年来，中医界把多脏器功能障碍多称为"脏竭证""脏衰证"。

【病因病机】

中医学认为多器官功能障碍综合征病因病机复杂多变，五脏六腑皆能涉及。老年人正气渐衰，感受温热毒邪，正虚邪盛，逆传心包，或热毒炽盛，内陷血分，热结血瘀，损伤经络，阻滞三焦，阴阳之气不相顺接，或阴精亏损，感邪内传阳明，邪与燥屎相结，腑气不通，秽浊之气上犯心包，或大吐、大泻等伤津耗气以致阴液暴失，阴损及阳，阴阳失调，发为本病。

本病总属本虚标实，以虚为主。起病急，变化快，并发症多，病情危重为其基本特点。痰、毒、瘀、虚为主要病理因素，相互影响。痰瘀日久化毒，形成痰、瘀、毒互结，使病程缠绵难愈，甚至危及生命；瘀血郁久化热，炼津成痰；气虚无力，血运不畅而成瘀血，加之阴虚火旺，灼伤血络，迫血妄行，遂成离经之血，变为瘀血。

【 西医诊断标准或分类标准 】

2003 年中国危重病急救医学会议通过的《老年多器官功能不全综合征（MODSE）诊断标准（试行草案，2003 ）》是目前被认可的 MODSE 的诊断标准，并将 MODSE 分为器官衰竭前期及器官衰竭期。

1. 心力衰竭

（1）轻度或中度：周围冠状动脉循环血液不足，收缩压＜ 90mmHg，持续 1 小时以上；需要输液扩容，或多巴胺用量＞ 10μg/（kg·min），维持收缩压＞ 100mmHg。

（2）重度：发生充血性心力衰竭，心排血指数＜ 2.2L/（min·m²）；需要硝酸甘油≥ 20μg/min 或多巴胺≥ 10μg/（kg·min），可能发生急性心肌梗死。

2. 呼吸衰竭

（1）轻度或中度：需要呼吸机进行机械通气 5 天以上者，呼吸频率＞ 35 次 / 分，或潮气量＜ 35mL/kg，吸入空气时 PaO_2＜ 55mmHg；吸氧浓度（FiO_2）=0.50 而 PaO_2＜ 60mmHg，需要加用呼吸末正压通气，而呼气末正压（PEEP）＜ 8cm H_2O。

（2）重度：肺动脉压增高而肺动脉楔压正常；X 线显示非心源性水肿，$PaO_2/FiO2$＜ 100；肺通气 FiO_2=0.50 时，呼气末正压（PEEP）＞ 8cm H_2O。

3. 肝功能衰竭

血清谷丙转氨酶大于 2 倍正常值，血胆红素＞ 2mg 达 5 天以上，凝血酶原时间＞ 20 秒，维生素 K 试验阳性（静脉注射维生素 K ＞ 20mg/d，凝血酶原时间不能恢复至正常范围者 ）。

4. 肠衰竭

（1）轻度或中度：不耐受饮料和食物，胃肠蠕动消失；应激性溃疡；无结石性胆囊炎。

（2）重度：应激性溃疡出血或穿孔，自发胆囊穿孔，坏死性肠炎，急性胰腺炎。

5. 肾衰竭

血肌酐＞2mg/dL，连续 6 小时尿量＜20mL/h。

6. 循环系统衰竭

（1）轻度或中度：血小板计数＜50×10^9/L，白细胞计数＜4×10^9/L。

（2）重度：弥散性血管内凝血（DIC）。

7. 中枢神经系统衰竭

（1）轻度或中度：格拉斯哥评分低于 7。

（2）重度：格拉斯哥评分等于 3 提示脑死亡。

8. 免疫系统衰竭

机体易感性高，感染（条件致病菌感染）极难控制。

9. 代谢衰竭

不能为机体提供能量，糖耐量降低，持续高血糖症，须应用胰岛素。重者出现肌无力。血液淀粉酶增高为正常值的 2 倍，持续 48 小时胰腺衰竭。

【急救措施】

一、针灸

高热针刺大椎、曲池、合谷、风池等穴，或十宣穴放血降温。

二、注射液

若邪陷心包，见神昏或昏而躁扰谵语，或昏而时醒，或昏而不醒，治以开窍醒神，静脉注射清开灵注射液 20 ～ 40mL，溶于 5% 葡萄糖注射液 100 ～ 200mL 和生理盐水注射液 100mL 中，每日 1～2 次；或醒脑静注射液 10～20mL，用 5% 葡萄糖注射液或氯化钠注射液 250 ～ 500mL 稀释后注射；或痰热清注射液 20mL，用 5% 葡萄糖注射液或氯化钠注射液 250 ～ 500mL 稀释后注射。

三、免疫支持疗法

老年多脏器功能障碍患者多存在气管损伤及免疫抑制，因此在常规支持疗法的基础上给予免疫支持疗法，降低患者死亡率。应用胸腺肽 1.6mg 肌内注射，每日 2 次，连续 6 天。中药以参麦注射液、黄芪注射液，益气扶正，提高机体免疫力。参麦注射液 50mL、黄芪注射液 40mL 加入 5% 葡萄糖注射液 250mL 中静脉注射，每日 1 次。

四、重要器官功能的复苏

重要器官一般是指心、肺和肾，近年来提出还应高度重视胃肠功能的复苏。心、肺、肾功能的复苏，根据监测所得的参数，给予支持治疗。而急性胃肠道衰竭，主要是胃肠道灌注降低，引起急性胃黏膜病变及急性上消化道出血，出血应及时进行相应治疗，还有必要加强预防，如适当应用制酸剂和胃黏膜保护剂硫糖铝。

【中医临床证治】

一、辨证论治

（一）辨证要点

1. 辨标本虚实

本病病情错综复杂，临证首当综合四诊信息，去伪存真，分清虚实。凡形体消瘦，气短神疲，面色㿠白，倦怠懒言，大汗淋漓，四肢厥冷，舌淡苔白，脉细弱无力，甚至脉微欲绝者，为虚证；凡喘息气急，神昏谵语，高热咳嗽，痰多黄稠，胸闷心悸，腹满便秘，舌红苔黄，脉疾数者，为实证。

2. 辨闭证和脱证

闭证兼有热象，见舌红苔腻，脉数而弦滑；脱证兼有寒象，舌淡苔白腻，脉缓而无力。

3. 辨顺势和逆势

治疗过程中，神志转清，临床症状持续好转，病势为顺，预后较好；若病情突然加重，出现神志障碍，四肢抽搐，呕血，或高热骤降，手足厥逆，大汗淋漓，或见戴阳证，均为逆证，提示病情危重，预后不良。

（二）分证论治

1. 热毒炽盛证

证候：壮热烦躁，口渴喜冷，面红目赤，烦躁多言，甚则神昏谵语，痰涎壅盛，痰涕黄稠，小便短赤或癃闭，大便干结。舌质红或红绛，苔黄厚或干黄，脉洪数或弦数。

治法：清热解毒。

方药：黄连解毒汤合五味消毒饮加减。黄连9g，黄芩10g，黄柏10g，栀子9g，金银花15g，野菊花15g，蒲公英15g，紫花地丁15g，紫背天葵15g。

加减：若邪陷心包，治以豁痰清热，开窍醒神，方用黄连温胆汤，药用黄连6g，法半夏10g，竹茹12g，枳实15g，橘红10g，茯苓10g，甘草10g。合安宫牛黄丸，口服或鼻饲给药。

2. 阳明腑实证

证候：高热神昏，日晡潮热，烦躁谵语，腹胀腹痛，大便不通或下利清水，或恶心呕吐，喘促。舌苔黄燥，脉沉实有力。

治法：通里攻下。

方药：大承气汤加减。生大黄12g，厚朴12g，枳实12g，芒硝9g。

加减：热盛动风，兼手足躁扰，甚则狂乱，神昏惊厥者，合用羚角钩藤汤，药用水牛角30g，钩藤9g，白菊花9g，生地黄15g，白芍9g，川贝母12g，竹茹15g，茯神9g，甘草5g；热盛津伤，阴液亏损，兼腹满便秘，口干唇裂，舌苔焦躁，脉象沉细者，合用增液汤，药用玄参30g，麦冬24g，生地黄24g；热结肠腑，小肠热盛，小便不畅，尿色红赤者，用导赤承气汤，药用赤芍9g，生地黄15g，生大黄9g，黄连6g，黄柏6g，芒硝3g；神昏谵语，狂躁不安者，用紫雪丹。

3. 湿热痰蒙证

证候：身热神昏，时清时昏，发热不高，面色晦暗，痰涎壅盛，痰涕黄稠，咳逆喘促，大便干结。舌质红或红绛，苔黄厚腻，脉数或濡数。

治法：化湿清热。

方药：菖蒲郁金汤加减。石菖蒲 10g，炒栀子 10g，竹叶 10g，牡丹皮 10g，郁金 10g，连翘 10g，灯心草 6g，淡竹沥 15g，紫金龙片 1.5g（冲）。

加减：热重于湿，送服至宝丹；湿邪较重，可合苏合香丸；兼有风动抽搐，加服止痉散。

4. 瘀毒内阻证

证候：鼻衄，齿衄，咳血，便血或黑便，尿血，紫斑，病情恶化迅速，或面色灰暗，痛有定处，口干不欲饮，舌暗，有瘀斑，脉沉迟或沉弦。

治法：清热解毒，活血化瘀。

方药：清瘟败毒饮合血府逐瘀汤加减。生石膏 30g，生地黄 15g，水牛角 60g（先煎），黄连 12g，生栀子 12g，桔梗 15g，黄芩 15g，知母 10g，赤芍 12g，玄参 15g，连翘 12g，竹叶 10g，牡丹皮 12g，当归 9g，桃仁 12g，红花 9g，牛膝 9g，川芎 9g，柴胡 9g，甘草 6g。

加减：腹胀、大便秘结者，加生大黄 10g（后下），芒硝 9g（冲服），厚朴 10g，以攻下通便；心烦失眠者，加丹参 12g，淡豆豉 15g，以清热除烦。

5. 气阴耗脱证

证候：身热骤降，面色少华，精神萎靡，气短乏力，动则尤甚，或烦躁不安，颧红气短，形体消瘦，口干口渴，大便干结，自汗或盗汗，舌红少津，脉沉细或细数无力。

治法：益气养阴。

方药：生脉散加减。人参 9g，麦冬 9g，五味子 6g。

加减：夹杂瘀热者，加丹参 12g，赤芍 12g，三七 3g，牡丹皮 12g，以清热活血；神昏者，加石菖蒲 12g，冰片 0.15g，苏合香 0.3g，以醒脑开窍；心烦不安者，加磁石 15g（先煎），煅龙骨（先煎）15g，煅牡蛎 15g（先煎），以镇心安神；大汗不止者，加麻黄根 9g，煅龙骨 15g，以收敛止汗；喘促不安者，加山茱萸 12g，沉香 3g（后下），以纳气平喘；脾虚纳少者，加焦麦芽 12g，白术 12g，党参 15g，砂仁 10g（后下），以益气健脾；腰膝酸软者，加熟地黄 15g，黄精 15g，以补益肝肾；大便不通者，加火麻仁 15g，当归 12g，生地黄 15g，以养阴通便。

6. 阳气衰竭证

证候：神疲乏力，喘促自汗，畏寒肢冷，小便清长或尿少不利，大便稀薄，舌淡胖，苔白滑，脉迟无力。

治法：益气回阳。

方药：参附龙牡汤加减。熟附子 30g（先煎），人参 40g，煅龙骨 10g，煅牡蛎 10g，白芍 5g，炙甘草 5g。

加减：喘促不安者，加山茱萸 12g，五味子 9g，以敛气平喘；暴喘下脱，肢厥滑泄者，加黑锡丹，以止泻固脱平喘；汗出过多者，加山茱萸 12g，以收敛止汗；心悸严重者，加桂枝 10g，以振奋心阳；阴虚较重者，加当归 9g，以养血和营；纳呆腹胀者，加焦神曲 12g，焦麦芽 12g，陈皮 9g，焦山楂 12g，鸡内金 9g，以健脾和胃；夹瘀血者，加赤芍 12g，红花 9g，桃仁 12g，川芎 12g，以活血化瘀；大便不通者，加锁阳 9g，肉苁蓉 9g，以温阳润肠。

二、针灸治疗

（1）高热：取大椎、曲池、合谷、风池等穴，用毫针刺法或十宣穴放血降温。

（2）惊厥抽搐：主穴取水沟、风池、合谷、阳陵泉、太冲。配穴取内关、曲泽、后溪、颊车、丰隆、下关。每次针刺 1～3 穴，泻法，强刺激，不留针。视病情轻重，轻者每日 2～3 次，重者每 6 小时 1 次。

（3）昏迷抢救：以手十二井穴、百会、水沟、涌泉、承浆、神阙、关元、四神聪为基础。阴脱者用灸法，取关元、气海、神门，每穴灸 15～20 分钟；阳脱者重灸神阙，温针关元，用烧山火针涌泉、足三里。余穴平补平泻。

【名中医经验荟萃】

云南名医谢健教授医案

杨X，女，83 岁，因"反复喘促伴双下肢浮肿 3 年余，再发加重伴腹胀 1 周"于 2022 年 3 月 19 日入院。入院后症见腰腹部以下浮肿，以双下肢明显，活动不利，胸闷、气短、喘促，呼吸困难，活动及平卧后加重；时有心慌，全身乏力，双耳听力下降；时有咳嗽咳痰，痰难咳，口干欲饮；腹胀，无明显腹痛，纳差，眠一般，大便调，小便量少。舌体胖大，舌质紫暗，苔薄黄，舌间有裂纹，少津，脉沉细。既往有高血压病史，血压最高 185/102mmHg，平素口服氨氯地平贝那普利片 12.5mg，每日 1 次，控制血压，诉血压控制可；有 2 型糖尿病、2 型糖尿病性周围神经病变病史，自服拜糖平，血糖控制不详；冠心病、心房纤颤、脑梗死、慢性肺源性心脏病病史，目前服用阿司匹林、阿托伐他汀钙片、单硝酸异山梨酯缓释片等药物治疗。

中医诊断：水肿（脾肾阳虚，瘀阻心脉证）。

西医诊断：多器官功能衰竭，全心衰竭，全心扩大，心功能Ⅳ级（NYHA 分级），慢性肺源性心脏病急性加重，冠状动脉粥样硬化性心脏病，高血压 3 级，心房颤动，Ⅰ型呼吸衰竭，2 型糖尿病，2 型糖尿病周围神经病变，多发性腔隙性脑梗死，脑白质脱髓鞘改变，腰椎间盘突出伴坐骨神经症。

入院后积极完善相关检查，西医治疗以抗感染、利尿消肿、改善心功能、调脂稳斑、抗血小板聚集、控制血糖等对症支持治疗为主要治疗原则；具体用药略。中医以益气温阳、活血利水为主要治法；药用心脉隆注射皮试阴性后予 0.9% 氯化钠注射液 200mL+ 心脉隆注射液 6mL 静脉注射，以益气温阳，活血利水。

中药汤剂方选真武汤加减，具体方药如下：白附片 45g，茯苓 30g，白术 15g，赤芍 30g，生姜 15g，蜜桑白皮 15g，大腹皮 20g，丹参 30g，葶苈子 20g，厚朴 20g，苦杏仁 10g，大黄 10g。2 剂，水煎服，日 1 剂，每天 3 次。

中成药：院内口服参附健心胶囊 1.6g，每日 3 次，以益气温阳，活血利水。

第 1 剂服完后，患者诸症较前缓解，续予真武汤加减，具体用药如下：茯苓 15g，赤芍 15g，麸炒白术 15g，桂枝 15g，盐泽泻 15g，丹参 15g，葶苈子 20g，姜厚朴 15g，大腹皮 15g，苦杏仁 15g，蜜桑白皮 15g，醋延胡索 15g，川芎 15g，桔梗 10g，生地黄 15g，麦冬 20g。3 剂，水煎服，3 次 / 日。

经中西医结合治疗，患者病情好转。真武汤以附子为君药，辛甘性热，用之温肾助阳，以化气行水，兼暖脾土，以温运水湿。臣以茯苓利水渗湿，使水邪从小便去，白术健脾燥湿。佐以生姜之温散，既助附子温阳散寒，又合苓、术宣散水湿。白芍亦为佐药，其义有四：一者利小便以行水气，《神农本草经》言其能"利小便"，《名医别录》亦谓之"去水气，利膀胱"；二者柔肝缓急以止腹痛；三者敛阴舒筋以解筋肉颤动；四者可防止附子燥热伤阴，以利于久服缓治。佐以桑白皮、葶苈子、大腹皮行气利水，丹参活血化瘀；杏仁、厚朴健脾祛湿，大黄清热解毒。多器官衰竭的发生频率依次为心、肺、脑、肾、胃肠、肝和血液，同患者患有的基础疾病发病频率基本相符；MODSE 患者预后与患者接受治疗时间早晚、年龄、营养状况及病程有较显著的关系，故对肺心病严重病例应进行积极监测，重点观察生命体征及相关辅助检查，积极控制感染，改善通气功能，纠正缺氧及二氧化碳潴留。改善微循环，加强营养、代谢及免疫支持等综合治疗措施。中西医结合可望提高疗效，可根据辨证酌情加用活血化瘀、清热解毒、益气养阴等药，以提高机体的抗病能力。

第二十二章　昏迷

【概述】

昏迷（coma）是意识障碍的严重阶段，表现为意识障碍持续中断或完全丧失，对内外环境不能认识，由于脑功能受到高度抑制而产生意识丧失和随意运动消失，并对刺激反应异常或反射活动异常的一种病理状态。表现为意识丧失，运动、感觉、反射和自主神经功能障碍，给予任何刺激（如语言、声音、光线、疼痛等）均不能将患者唤醒，但生命体征如呼吸、脉搏、心跳、血压和体温尚存在。昏迷是病情危重的信号，是常见危急重症，病死率高，临床医生如能迅速作出正确诊断和及时处理，患者往往可能转危为安。

老年内科昏迷患者中代谢性疾病死亡率最高，脑血管疾病次之，中毒、颅内肿瘤及癫痫死亡率最低。死亡率最高的单病种昏迷疾病为糖尿病酮症酸中毒、未急诊手术的脑出血、心源性休克及其他代谢性疾病。

该病相当于中医学的"神昏""昏聩""昏蒙""昏厥""不省人事""昏不知人""暴死不知人""闭证"等范畴，是多种时行温病或中风、厥脱、痫证、鼓胀、消渴、痉证、喘逆、中毒等发展到严重阶段出现的一种危急证候。

【病因病机】

中医学认为本病病机属于心和脑受扰而发。心藏神，主神明，脑为元神之府，一切精神、思维、意识活动都由心和脑统属。昏迷总的病机是清窍失灵，神明受阻或失守。归纳其病理不外两大类：一是六淫邪气及气血痰湿秽浊闭阻清窍，此类属实证、闭证；二为正气衰竭，神无所依，属虚证、脱证。

1. **邪在气分，热盛神昏**

外感寒邪，入里化热，或感受温热、湿热之邪，热毒充斥于气分，或与肠中糟粕结于胃肠，此时阳明秽浊之气上冲于脑，扰乱心神而见神昏谵语。

2. **热毒炽盛，内陷心营**

外感时邪，蕴结化热，或感染疫毒，热毒炽盛，均可内陷心营。因心主血属营，邪毒炽盛，扰及神明多发生神昏谵语。

3. **湿热酿痰，蒙蔽心包**

外感湿热之邪，或素体脾虚湿盛，湿热交蒸，痰浊蒙蔽心包，神明不用，发为昏迷。

4. **热瘀阻络，闭塞心窍**

温热之邪内陷营血，一方面灼液成痰，痰热蒙蔽心包；另一方面热灼津伤，血液浓稠，黏滞成痰，阻塞血络。如是构成痰热交阻、闭塞心窍之候。

5. **肝阳暴张，夹痰蒙窍**

肝阳素盛，复加暴怒，以致肝阳暴张，使气血并走于上，或夹痰火，上扰清窍，心神昏蒙而猝倒不知。

6. **阴虚阳亢，肝风内动**

素体肝肾阴虚，加之五志过极，心火偏亢，神明被扰，瞀乱而致昏迷。

7. **亡阴亡阳，神气耗散**

由外感邪盛正衰，大汗、大下、大失血、晕针、药物过敏等原因所致。亡阴亡阳则阴阳离决，神无所依，形成脱证。

【西医诊断标准或分类标准】

一、诊断

对昏迷的患者首先应注意生命体征，如意识状态、呼吸、脉搏、血压等，采取紧急措施清除气道分泌物或异物，保持呼吸道通畅，进行有效通气和维持循环，再迅速做出病因诊断。有时确定患者的昏迷程度比较困难，只能依据病史、快速体格检查、实验室检查结果和经验来评估昏迷的危重程度。常用格拉斯哥昏迷量表（GCS）作为评价昏迷程度的量化标准。

昏迷分类及临床表现

分类	临床表现
嗜睡	昏迷前初期表现，处于持续睡眠状态，但能被痛觉及其他刺激或言语唤醒，并能做适当的运动或言语反应。觉醒状态维持时间较短，当外界刺激停止即转入嗜睡状态，有时烦躁不安或动作减少
昏睡	介于嗜睡和昏迷之间的一种状态，觉醒功能严重受损，需用较强烈的刺激才可以唤醒，无自主言语或言语含混。对指令无反应或不正确，当外界刺激停止，立即转入昏睡。自发性言语较少见，常可见到自发性肢体运动，对痛觉刺激呈现防御回避动作
昏迷	是一种最严重的意识障碍，觉醒状态、意识内容及随意运动完全丧失
浅昏迷	强烈的痛觉刺激仅能引起患者肢体简单的防御性运动，但对外界较强烈的刺激无反应，自发性言语及随意运动消失。脑干生理反射（如瞳孔对光反射、角膜反射及压眶反应）存在或反应迟钝，生理反射正常、减弱或消失，可有病理反射。生命体征平稳或不平稳
深昏迷	所有反射（脑干反射、浅反射、深反射及病理反射）均消失，生命体征不稳定，有自主呼吸，但节律可有不规则，多伴有通气不足

格拉斯哥昏迷量表

检查项目	患者反应	评分
睁眼反应	自动睁眼	4
	语言刺激睁眼	3
	疼痛刺激睁眼	2
	任何刺激不睁眼	1
语言反应	正常	5
	答错话	4
	能理解，不连贯	3
	难以理解	2
	不言语	1
运动反应（非瘫痪侧）	按指令动作	6
	刺激能定位	5
	刺激时有逃避反应	4
运动反应（非瘫痪侧）	刺激时有屈曲反应	3
	刺激时有过伸反应	2
	肢体无活动	1

　　正常：15分；轻度昏迷：14～12分；中度昏迷：11～9分；重度昏迷：8分以下。其中4～7分预后极差；3分以下者，多不能生存。

二、昏迷的诊断流程

1. 有神经系统症状，结合病史判断

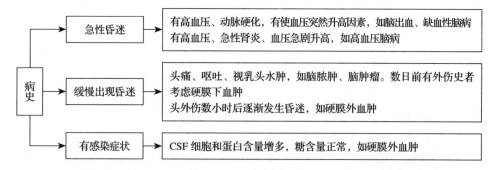

病史

急性昏迷
- 有高血压、动脉硬化，有使血压突然升高因素，如脑出血、缺血性脑病
- 有高血压、急性肾炎、血压急剧升高，如高血压脑病

缓慢出现昏迷
- 头痛、呕吐、视乳头水肿，如脑脓肿、脑肿瘤。数日前有外伤史者考虑硬膜下血肿
- 头外伤数小时后逐渐发生昏迷，如硬膜外血肿

有感染症状
- CSF 细胞和蛋白含量增多，糖含量正常，如硬膜外血肿

2. 有脑膜刺激征、颅压增高，结合脑脊液判断

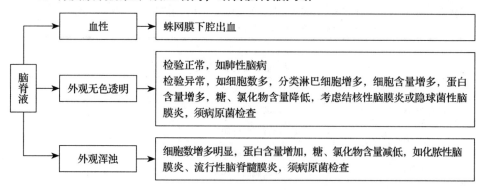

脑脊液

血性
- 蛛网膜下腔出血

外观无色透明
- 检验正常，如肺性脑病
- 检验异常，如细胞数多，分类淋巴细胞增多，细胞含量增多，蛋白含量增多，糖、氯化物含量降低，考虑结核性脑膜炎或隐球菌性脑膜炎，须病原菌检查

外观浑浊
- 细胞数增多明显，蛋白含量增加，糖、氯化物含量减低，如化脓性脑膜炎、流行性脑脊髓膜炎，须病原菌检查

3. 无神经系统症状与体征，结合血糖及生化判断

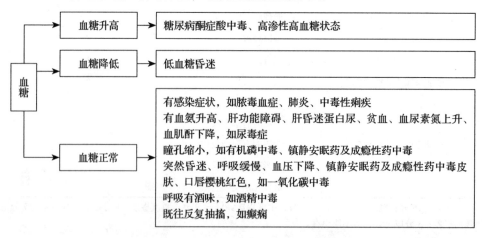

血糖

血糖升高
- 糖尿病酮症酸中毒、高渗性高血糖状态

血糖降低
- 低血糖昏迷

血糖正常
- 有感染症状，如脓毒血症、肺炎、中毒性痢疾
- 有血氨升高、肝功能障碍、肝昏迷蛋白尿、贫血、血尿素氮上升、血肌酐下降，如尿毒症
- 瞳孔缩小，如有机磷中毒、镇静安眠药及成瘾性药中毒
- 突然昏迷、呼吸缓慢、血压下降、镇静安眠药及成瘾性药中毒皮肤、口唇樱桃红色，如一氧化碳中毒
- 呼吸有酒味，如酒精中毒
- 既往反复抽搐，如癫痫

【急救措施】

一、针灸

可根据不同的临床分型辨证论治，分组取穴。

（1）清热醒脑：可用于高热引起的昏迷。

常用穴位及针刺法：大椎、十宣、合谷、百会、陶道（放血）以清泄热邪；水沟、劳宫（泻法）清心开窍。

（2）降痰醒神：适用于痰浊上壅清窍者。痰气上逆，当责之于气，所以降气即降痰，气顺痰自消。

常用穴位及针刺法：内关、中脘、丰隆、气海、关元（泻法），脾虚灸中脘。

（3）回阳救逆：适用于阳虚欲脱或阴盛格阳。

常用穴位及针刺法：关元（灸）、气海（泻）、三阴交（补）。

（4）耳针：皮质下、肾上腺、交感点。

二、中成药

（1）安宫牛黄丸：功能清热解毒，豁痰开窍。用于热病，邪入心包，高热惊厥，神昏谵语等。

（2）紫雪丹：功能清热解毒，镇惊开窍。用于热邪内陷心包，症见高热烦躁，神昏谵语，抽风惊厥，口渴唇焦，尿赤便闭等。

（3）至宝丹：功能清热开窍醒神，化浊解毒。

（4）苏合香丸：功能芳香化痰除浊，温通开窍。用于痰迷心窍所致的痰厥昏迷，中风偏瘫，肢体不利，以及中暑、心胃气痛等。

三、注射液

1. 清开灵注射液：用于热病神昏，中风偏瘫，神志不清等。

2. 醒脑静注射液：用于热入营血，内陷心包，高热烦躁，神昏谵语等。

3. 参附注射液：回阳救逆，益气固脱。主要用于阳气暴脱的厥脱证（感染性休克、失血性休克、失液性休克等）；也可用于阳虚（气虚）所致的惊悸、怔忡、喘咳、胃痛、泄泻、痹证等。

4. 生脉注射液：用于气阴两亏，脉虚欲脱的心悸、气短、四肢厥冷、汗出、脉微欲绝及心肌梗死、心源性休克、感染性休克等具有上述症状者。

四、西医治疗

（一）昏迷最初处理的常规措施

1. 保持呼吸道通畅，吸氧，应用呼吸兴奋剂，必要时气管切开或插管，行人工辅助通气。

2. 维持有效血液循环，尽早开放静脉，建立输液通路（1～3个），给予强心、升压药物，纠正休克。

3. 急诊查血常规、肝肾功能、电解质、血气分析等。

4. 有心律失常者应予以纠正，有心肌收缩力减弱者应给予强心剂，心脏停搏时应立即行心肺复苏。

5. 颅内压增高者给予降颅压药物，如20%甘露醇、呋塞米、硝酸甘油等，必要时行侧脑室穿刺引流。

6. 控制高血压及体温过高，预防或抗感染治疗。

7. 控制癫痫发作，用地西泮、苯巴比妥等。

8. 纠正水、电解质紊乱，补充营养。

9. 给予脑代谢促进剂，如腺嘌呤核苷三磷酸、辅酶A、胞二磷胆碱、脑活素等。

10. 给予促醒剂，如纳洛酮、醒脑静、安宫牛黄丸等。纳洛酮常用剂量为每次0.4～0.8mg，静脉注射或肌内注射，无反应可隔10～15分钟重复用药，直到达到预期效果；亦可用纳洛酮1.2～2.0mg加入250～500mL液体中静脉注射。

11. 病情稳定后，将患者送入ICU病房进一步确诊和治疗。

（二）并发症的治疗

1. 对于昏迷患者出现呼吸衰竭、休克、心力衰竭等并发症应予及时治疗。如合并频繁的强直性发作及癫痫持续状态，预后往往不良，死亡率很高，应立即处理。

2. 颅压增高者进行降颅压治疗以控制脑水肿，如应用利尿剂、甘露醇、10% 甘油氯化钠等脱水药物和激素，可适当给予脑细胞保护药物。昏迷患者如合并脑水肿，应进行及时有效的控制，否则有可能发生脑疝而危及生命。

3. 对有兴奋、激动、谵妄等精神症状的患者，要加强护理，给予适当的保护性约束，并使用镇静剂如异丙嗪或地西泮，必要时加用氯丙嗪。严重颅脑外伤引起的昏迷或昏迷患者伴有高热、抽搐、去大脑强直发作时，可用人工冬眠疗法。

（三）病因治疗

昏迷患者首先应找出昏迷的原因，针对主要疾病进行病因治疗。感染性疾病所致昏迷须及时有效地给予抗感染治疗；内分泌和代谢性障碍所致昏迷须针对其特殊病因进行治疗；外源性中毒所致昏迷须采取特殊的解救措施。脑肿瘤、脑脓肿和某些脑出血所致的昏迷，及时施行脑外科手术治疗，常可使昏迷者转为清醒，故抢救昏迷患者，应尽早明确病因，及时针对病因进行治疗。

（四）其他治疗

1. 止血

颅内出血、内脏应激性溃疡出血或外伤性失血均应给予适当的止血剂，如6- 氨基己酸、对羧基苄胺、酚磺乙胺、氨甲苯酚等。

2. 预防感染

因昏迷患者容易合并感染，故一般均需要使用抗生素。即使无发热、无明显感染征兆也应给予抗生素预防性治疗。

3. 促进脑细胞功能恢复

可用脑细胞代谢复活剂，如腺嘌呤核苷三磷酸、辅酶 A、谷氨酸、γ - 氨基丁酸和肌苷等。

4. 促醒

常用促醒剂如纳洛酮、胞二磷胆碱、甲氯芬酯、脑活素和醒脑静注射液。

5. 维持水电解质平衡与营养支持

昏迷患者多有意识障碍、呕吐及多汗等表现，故应注意补充营养剂及水、电解质的平衡。

6. 对症治疗

有呕吐及呃逆者，应用维生素 B_6、甲氧氯普胺肌内注射或静脉注射。

7. 加强护理

注意口腔、呼吸道、泌尿道及皮肤护理，防止因误吸而引起肺炎或压疮，并留置导尿管。

【中医临床证治】

一、辨证论治

（一）辨证要点

1. 辨虚实

凡温热病昏迷，多突然起病，并伴有高热谵语、面赤烦渴、脉数等一系列表现，多属实证。而虚证昏迷，往往在疾病严重发展至后期出现，可见面白、肢体厥冷、大汗不止、脉微细欲绝等虚脱现象。

2. 审标本

审清昏迷的主要病机，掌握昏迷和其他兼证的标本关系，以便掌握治疗上的先后逆从。如温热病高热昏迷，主要病机为热毒为患，即毒随邪入，热从毒生，变由毒起。治疗当以清热解毒为本、为急、为先。虚证昏迷多系久病，精血亏乏，阴液被耗；或阴损及阳，阳气虚损，行将脱厥昏迷。昏迷患者显得安静，即宁静型昏迷。治宜扶正固脱，以求治病之本。

3. 查神志

热毒炽盛，内陷心营，多表现为神昏谵语，循衣摸床，撮空理线；湿热酿痰，蒙蔽清窍，多表现为神情呆滞，时昏时醒，昏则谵语，醒则痴呆，呈似清似寐的状态；胃燥热结，上扰心神，多表现为神昏谵语，烦躁明显；瘀热阻络，闭塞心窍，多表现为神昏谵语，发狂。虚证昏迷，多表现为气微昏睡，呼之不应，面色夭然无泽。

4. 抓先兆

在热病进程中发现舌质红，色渐深，或头痛剧烈，或彻夜不眠，或梦幻纷纭，或呓语繁多，或神识昏蒙，终日嗜睡，即邪陷心包之证，应及早防治；热病，脉势躁疾不因汗出而有所缓解，或脉躁疾而不得汗出，并见舌质干，是内热盛，阴津不敌阳邪的亡阴之兆；阳脱则首先见肢端冷，不必待四肢厥逆汗出，就应进行急救。

（二）分证论治

1. 高热入脑

证候：壮热神昏，烦躁谵妄，抽搐时作，或角弓反张，面赤气促，唇焦齿燥，尿赤便结。脉数急，或疾，或散涩，舌红绛，苔黄或少苔。

治法：清热开窍醒脑。

方药：清营汤合小承气汤。水牛角粉 30g，生地黄 15g，玄参 15g，竹叶心 10g，麦冬 15g，丹参 10g，黄连 5g，金银花 10g，连翘 6g，大黄 5g，厚朴 15g，枳实 15g。

加减：昏迷深重者，加石菖蒲、郁金以开窍，并送服安宫牛黄丸或至宝丹；抽搐者，可加羚羊角、钩藤、地龙，并送服紫雪丹。

2. 痰蒙清窍

证候：神识昏迷，面浮虚白，恶心呕吐，痰声辘辘，热重或身热不扬。脉数，苔黄腻或厚或燥。

治法：清热化痰开窍。

方药：凉膈散合玉枢丹送服至宝丹。连翘 15g，大黄 5g，芒硝 10g，竹叶 10g，栀子 15g，黄芩 10g，薄荷 10g，山慈菇 10g，续随子 10g，大戟 3g，五倍子 5g。

加减：湿痰盛，阻遏阳气，苔白腻，脉濡数或濡缓，以涤痰汤送服苏合香丸。

3. 血热血瘀

证候：神识昏迷，壮热晡热，面色暗滞，唇焦口燥，衄血发斑，唇甲青紫，少腹胀痛，或齿衄便血。脉弦数或细数，舌紫，苔少而干。

治法：活血祛瘀通窍。

方药：通窍活血汤合补阳还五汤。赤芍15g，川芎15g，桃仁10g，红花5g，红枣15g，麝香3g，老葱5g，黄芪30g，当归20g，地龙15g。

加减：热甚神识昏迷者，加紫雪丹0.15～0.3g，日2～3次，或安宫牛黄丸1粒，日1～3次；心火炽盛者，加黄连、栀子；吐衄者，加白茅花、侧柏叶、墨旱莲等。

二、针灸治疗

1. 高热入脑证

水沟、合谷、鱼际、液门、曲池、太冲、侠溪；或百会、风池、风门、大椎、心俞、昆仑、至阴。

2. 痰蒙清窍证

曲池、合谷、中脘、鸠尾、足三里、内庭；或百会、风池、大椎、厥阴俞、至阳、委中、束骨、龈交。

3. 血热血瘀证

水沟、合谷透劳宫、血海，太冲透涌泉；或陶道、膈俞、肝俞、心俞、悬钟、申脉。

4. 湿热熏蒸证

合谷透劳宫、神门、内关、曲池、巨阙、太冲透涌泉；或百会、大椎、至阳、胃俞、委中、昆仑。

【名中医经验荟萃】

国医大师张震教授从事中医临床诊疗工作70余年，是中医证候学研究的先驱者之一，为云岭中医疏调学派的创始人。

　　张震教授认为本病为心窍不宣，心神受扰，意识失常之证，治当开窍醒神。但更重要的是消除病因，针对导致心神紊乱之原因，分别采取涤痰、泻火、清热、化浊、峻下等法。用开宣心窍之药，一般可选石菖蒲、郁金、麝香、冰片、苏合香等芳香走窜之品。

　　痰迷心窍者，可用豁痰开窍法。可选半夏、远志、竹沥、胆南星、礞石、天竺黄等。方剂可予涤痰汤加减，或配服至宝丹、苏合香丸等。痰火扰心者，治用涤痰泻火、开窍醒神法。如予礞石滚痰丸加竹茹、胆南星、瓜蒌、石菖蒲、郁金、前胡等。热入心包者，予清营开窍法。可用清营汤加减，或予安宫牛黄丸、紫雪丹、神犀丹等。湿浊蒙窍者，治以祛湿化浊、芳香开窍法。药物可选藿香、佩兰、白蔻仁、陈皮、厚朴、法半夏、薏苡仁、石菖蒲等。方剂可选藿朴夏苓汤加减。胃热熏蒸心包者，应予釜底抽薪之法，通腑峻下，开窍醒神，方用承气汤加紫雪丹等。心窍不宣，神志异常者，针灸治疗亦以开窍醒神为主。心窍闭塞，神志完全昏迷者，可取神门、少冲、内关、间使、素髎、涌泉等穴；若系寒痰上泛所致者，可灸神阙、百会、丰隆等穴。其中神门、间使分别为手少阴心经与手厥阴心包经穴位，能疏通心经与心包经之经气，具有开窍醒神等作用。

第二十三章　脓毒症

【概述】

脓毒症（sepsis）是指宿主对感染的反应失调而导致危及生命的器官功能障碍。脓毒性休克是指脓毒症合并严重的循环、细胞和代谢紊乱，死亡风险更高。全球每年脓毒症患病人数约 1900 万，其中约 600 万人死亡，病死率超过了 25%，是急危重症医学面临的重要临床问题。

研究显示年龄是导致脓毒症患者预后不良的独立危险因素，主要是由于老年患者机体免疫功能较弱，且合并多种并发症，是脓毒症的主要发病人群，也是脓毒症病死率最高的人群。目前关于老年脓毒症患者预后影响因素的分析仍然没有明确的结论，主要是由于脓毒症发病机制十分复杂，个体异质性强，并涉及炎症反应平衡失调、免疫功能和凝血功能障碍等多个方面，导致预后判断存在一定的困难

本病在中医学中无对应的病名，据脓毒症的临床表现和发病机制，可归属于"外感高热""暴喘""脱证""神昏""血证""脏竭证"等范畴。

【病因病机】

脓毒症的病因分为外因和内因。外因主要包括六淫邪毒、疫厉之气、虫兽叮咬、手术创伤等；内因以正气虚弱为主。外邪入侵，正邪交争，耗伤正气，正虚邪实，邪毒瘀阻，气机逆乱，脏腑功能失调。目前中医学认为脓毒症的病机主要包括正气不足、毒热内蕴、瘀血阻滞和腑气不通等。刘清泉教授认为脓毒症的病因是"正气虚于一时，邪气暴盛而突发"，发生的关键有三点：一是

正气不足，气阴两虚，阴竭阳脱是病机之本；二是毒邪内蕴，这里的"毒"是广义的，包括痰、瘀、火热、湿浊等，是脓毒症重要的发病基础；三是络脉瘀滞，气血失运，脏腑、四肢、百骸失于濡养，是脓毒症的重要病位。因而概括脓毒症的基本病机是正虚毒损，络脉瘀滞。赵淳教授认为脓毒症患者素体正气不足，复因外感（邪毒、创伤、大手术等）使热、毒、瘀、湿等内犯机体，正虚邪实，正不胜邪，气机逆乱而发病，严重者导致脏器受损，甚者阴阳离决。总体为素体正气亏虚，脏腑功能失调，阴阳气血失衡。总之，脓毒症的中医病机属正虚邪实，治当扶正祛邪，根据辨证确定治法和方药。

【西医诊断标准或分类标准】

建议使用《第三版脓毒症与感染性休克定义国际共识》的诊断标准，对于感染患者，当序贯性器官功能衰竭评分（SOFA 评分）较基线上升 ≥ 2 分，可诊断为脓毒症。

序贯性器官功能衰竭评分（SOFA 评分）

器官系统	指标	得分
呼吸系统 PaO_2/ FiO_2mmHg（kPa）	＜ 400（53.3）	1
	＜ 300（40）	2
	＜ 200（26.7）+ 机械通气	3
	＜ 100（13.3）+ 机械通气	4
神经系统 Glasgow 昏迷评分	13～14	1
	10～12	2
	6～9	3
	＜ 6	4
心血管系统药物剂量 μg/（kg·min）	平均动脉压（MAP）＜ 70mmHg	1
	多巴酚丁胺（任何剂量）或多巴胺 ≤ 5	2
	多巴胺＞ 5 或（去甲）肾上腺素 ≤ 0.1	3
	多巴胺＞ 15 或（去甲）肾上腺素＞ 0.1	4

续表

器官系统	指标	得分
肝脏胆红素 mg/d（μmol/L）	1.2～1.9（20～30）	1
	2.0～5.9（33～101）	2
	6.0～11.9（102～204）	3
	＞12（＞204）	4
凝血系统血小板 （×10⁹/L）	＜150	1
	＜100	2
	＜50	3
	＜20	4
肾脏肌酐 mg/dL （μmol/L）或尿量 mL/d	1.2～1.9（110～170）	1
	2.0～3.4（171～299）	2
	3.5～4.9（300～440）或＜500mL/d	3
	＞5（＞440）或＜200mL/d	4

临床上还使用床旁快速 SOFA（qSOFA）标准识别重症患者。qSOFA 由意识状态改变、收缩压≤100mmHg 和呼吸频率≥22 次/分组成，如果符合 qSOFA 标准中的至少 2 项时，则为疑似脓毒症，应进一步评估患者是否存在脏器功能障碍。脓毒性休克为在脓毒症基础上，出现持续性低血压，经充分容量复苏后仍需血管活性药来维持平均动脉压 MAP≥65mmHg 及血乳酸浓度＞2mmol/L。

【急救措施】

一、针灸

高热者可选大椎、十宣、十二井穴，予点刺放血。配穴可选曲池、合谷、外关等。神昏加水沟、涌泉、神门、内关；抽搐加太冲、阳陵泉；大便秘结加足三里、丰隆。

二、中成药

神昏可用安宫牛黄丸；腑气不通可用麻仁丸、四磨汤口服液等；发热可服莲花清瘟胶囊，亦可用布洛芬、对乙酰氨基酚等退热。

三、注射液

高热可用血必净注射液；痰热用痰热清注射液；神昏用醒脑静注射液；血瘀可用丹红注射液、注射用血塞通等；气阴两虚用参麦注射液或生脉注射液；阳虚用参附注射液；气虚可用黄芪注射液等。

四、西医治疗

参照 2016 年《第三版脓毒症与感染性休克定义国际共识》及《中国脓毒症 / 脓毒性休克急诊治疗指南（2018）》相关内容制定。

（一）一般治疗措施

1. 吸氧。

2. 持续心电、血压、血氧饱和度、呼吸监测。

3. 留置尿管，并监测 24 小时出入量。

4. 迅速完善相关检查，如血常规、血气分析、血生化、血乳酸、心电图、CT、X 线、病原体及凝血功能等。

5. 尽快对病情危重程度进行评估，可采用 APACHE Ⅱ 评分或 MODS 评分。

6. 心功能不全、血压不稳定的患者须进行血流动力学监测，如中心静脉压、肺动脉嵌顿压或左心房压等。

（二）休克的治疗

1. 液体复苏

脓毒性休克确诊后就应开始液体复苏。

（1）6 小时内达到复苏目标：①中心静脉压（CVP）8 ～ 12mmHg。②平均动脉压＞ 65mmHg。③尿量＞ 0.5mL/（kg·h）。④中心静脉或混合静脉氧饱和度≥ 70%。

（2）尽快建立静脉通道或双通路补液，必要时行深静脉穿刺以保证补液顺利进行。

（3）补液量：补液量根据患者的病情决定，要考虑休克发生的时间、严重程度和性质，同时兼顾患者的心、肾功能。输血与输液的比例可参考血细胞比容，使之保持在35%～40%。血乳酸升高是组织灌注不足的表现，通过监测血乳酸值可以指导补液量。对于脓毒症引起的低灌注或脓毒症休克患者，建议3小时内予以至少30mL/kg的晶体液复苏。

可根据以下指标判断补液量是否足够：①液体量不足的指征：患者仍有口渴，精神差，面色苍白，皮肤弹性差，呈花纹状，胸骨部位皮肤指压后再充盈恢复时间＞2秒，四肢末梢紫绀，四肢湿冷，脉搏细速，血压＜80mmHg，脉压＜20mmHg，休克指数＞0.8，尿量＜30mL/h，尿比重＞1.020，血细胞比容＞40%，中心静脉压（CVP）＜8cm H_2O。②液体量补足的指征：口渴感消除，颈静脉充盈良好，指甲和口唇转为红润，四肢由湿冷转为温暖，脉搏有力而不快，患者神志由淡漠迟钝或烦躁转为清醒、安静，血压≥90mmHg，脉压＞30mmHg，休克指数≤0.8，尿量＞30mL/h，尿比重＜1.020，血细胞比容＜30%，中心静脉压为8～12cm H_2O。

（4）液体的种类：快速补充等渗晶体液及胶体液，必要时进行成分输血或输红细胞。

①晶体溶液：包括葡萄糖、氯化钠、生理盐水、乳酸林格液、高渗盐水。晶体液可增加血管内液、组织间液和细胞内液，有助于扩充血容量。晶体液输注后在血管内半衰期不足15分钟，扩容量为输注量的1/4～1/3，维持时间约1小时，故在复苏初期须输注缺失量的3～4倍才可取得较好的治疗效果，但须严密监测血流动力学变化。②胶体溶液：包括全血、血浆、血清白蛋白、右旋糖酐、羟乙基淀粉等。胶体液能提高胶体渗透压，使组织间隙的水分回流至血管内，可迅速、有效、长时间维持有效血容量及心排血量，降低血管阻力，改善和恢复组织器官和微循环的灌注和氧运输。一般血容量减少30%应使用胶体液，可根据血红蛋白浓度，血细胞比容及血小板量而使用成分输血，同时增加血浆。

2. 血管活性药物的应用

适用于经补充血容量后血压仍不稳定，或休克症状未见缓解，血压仍继续下降的严重休克。

（1）去甲肾上腺素：首选药物为去甲肾上腺素，可兴奋肾上腺能 α_1 受体，收缩血管，使血压升高，还能兴奋 β_1 受体，增强心肌收缩力和增快心率。

用法：$2 \sim 10mg$ 去甲肾上腺素加入生理盐水中，以 $0.1 \sim 0.5\mu g/$（$kg \cdot min$）泵入或滴入。

（2）多巴胺：小剂量 $2 \sim 5\mu g/$（$kg \cdot min$）能兴奋多巴胺受体，使肾、脑、冠状动脉扩张；中等剂量 $6 \sim 10\mu g/$（$kg \cdot min$）兴奋心脏 β_1 受体，增强心肌收缩力，增加心排血量；大剂量 $> 10\mu g/$（$kg \cdot min$）兴奋 α_1 受体，收缩血管，升高血压。多巴胺可保证重要器官如心、脑等的血流，强心作用比去甲肾上腺素强。

用法：$50 \sim 200mg$ 多巴胺加入生理盐水，以 $5 \sim 20\mu g/$（$kg \cdot min$）静脉注射或泵入，根据血压调整泵入速度。

（3）多巴酚丁胺：$40 \sim 100mg$ 加入生理盐水，以 $2.5 \sim 10\mu g/$（$kg \cdot min$）静脉注射。

（4）异丙肾上腺素：$0.5 \sim 1mg$ 加入生理盐水，以 $2 \sim 4\mu g/$（$kg \cdot min$）静脉注射。

（5）间羟胺：$10 \sim 100mg$ 加入生理盐水中静脉注射，给药浓度根据病情需要进行调节。

（6）酚妥拉明：主要用于长时间使用缩血管药物所致的内脏血液灌注不良或休克引起的微循环障碍，最好根据血流动力学变化选择用药。以 $5 \sim 20mg$ 加入生理盐水中稀释后静脉注射，并根据血压及全身状况调整给药速度。

（7）硝普钠：用量多从 $0.5\mu g/min$ 开始，$5 \sim 10$ 分钟递增 1 次剂量，直至取得最好的血流动力学效果。使用时注意避光。

（8）硝酸甘油：从 $3 \sim 5\mu g/min$ 开始，每 $5 \sim 10$ 分钟递增 $5\mu g/min$，达到有效剂量。

（三）治疗原发病

去除病因是从源头防治脓毒症和脓毒性休克的关键。凡原发病未能去除或未获得有效控制者，预后均差，尤以严重感染及大面积组织坏死者更为明显。

1. 感染的控制

积极控制感染是救治脓毒性休克的重要环节。在使用抗生素前须先留取病原学标本如血、痰、分泌物等进行培养，并行药物敏感试验。最好在 1 小时内开始抗生素治疗，一般疗程为 7 ～ 10 天，但用药时间长短应取决于临床反应。

对于严重细菌感染的患者可采用抗生素降阶梯疗法。主要包括：①起始阶段即用适当的广谱、强效抗生素（如注射用亚胺培南西司他丁钠）。②根据临床疗效和病原微生物检查结果进行再评价。③根据评价结果调整抗感染方案，降级换用窄谱、敏感的抗生素，免疫正常的患者可使用一种广谱抗生素，免疫力减退患者常用两种广谱抗生素。

2. 病灶的清除

对一些须紧急处理的特定感染如急性弥漫性腹膜炎、急性化脓性胆管炎、急性肠梗阻等，要在症状、体征出现 6 小时内完成治疗。如有腹腔内脓肿、脓胸、腐败性关节炎、肾盂肾炎、胆管炎等须行引流；创伤、感染性坏死性胰腺炎、肠梗阻、纵隔炎等要清创；如有被感染的血管导管、尿管等要尽快拔出。

（四）维持水、电解质及酸碱平衡

记录患者 24 小时出入量，并结合患者临床表现，判断机体水平衡状态。若液体负荷过重，当限制液体入量，并适当使用利尿剂，如呋塞米、托拉塞米等，保持每日液体负平衡 500 ～ 1000mL；如存在液体不足，可根据具体情况适当补液。电解质平衡也须进行监测，特别是血清钠和血清钾的失衡，计算并补足每日需要量，使之处于正常范围。休克时常合并代谢性酸中毒，当液体复苏后仍无效时，可给予碳酸氢钠 100 ～ 250mL 静脉注射，并根据血气分析调整。pH ≥ 7.15 时不推荐应用碳酸氢钠治疗，pH < 7.15 时可用 1.25% 碳酸氢钠溶液 500mL 静脉注射。

（五）呼吸功能支持

呼吸功能支持包括保持气道通畅、氧疗和机械通气（详见"第二章 急性呼吸衰竭"）。脓毒症患者易较早发生肺脏受损，对于脓毒症所致低氧性呼吸衰竭的患者，建议在无创通气的基础上使用高流量鼻腔吸氧。出现急性呼吸窘迫综合征（ARDS），应尽快使用机械通气。现提倡以小潮气量通气和呼气末正压

（PEEP）通气为主，潮气量 6mL/kg，PEEP 5 ～ 18cm H_2O，如有肺不张的可用 PEEP 递增法进行肺复张。平台压不宜大于 30cm H_2O。中重度 ARDS 的成人，建议使用俯卧通气超过 12 小时 / 天。严重 ARDS 的患者常规机械通气失败时，在有条件支持的情况下可使用静脉 – 静脉（VV）ECMO。

（六）肾脏功能支持

肾脏是脓毒症发展过程中最易受损的器官之一。如患者出现尿量减少，在充分扩容的基础上可适当使用利尿剂，如呋塞米注射液 20 ～ 200mg 静脉注射。当血肌酐进行性增高时，应尽早使用血液净化治疗。血液净化治疗能稳定内环境，并清除炎性介质。连续性肾脏替代治疗（CRRT）目前作为 ICU 的重要治疗手段已被广泛使用。

（七）胃肠道功能支持

在脓毒症中胃肠道作为始动器官之一，感染的细菌来源很大一部分是肠道菌群的移位，因此早期进行胃肠道保护非常重要。现提倡在情况允许的时候尽早给予肠内营养，并联合谷氨酰胺以防止肠道菌群移位。保持大便通畅，可应用莫沙必利等促动力药物或乳果糖等；如果存在消化道出血风险，可应用胃黏膜保护剂，如 H_2 受体拮抗剂、质子泵抑制剂等。另外积极抗休克，尽快改善胃肠道缺血状况。

（八）控制血糖

血糖过高能抑制免疫反应，使感染更加难以控制，因此要动态监测血糖，把血糖控制在 10mmol/L 以下。

（九）营养支持

脓毒症处于高代谢状态，早期予低热量支持，即能量在 20 ～ 25kcal/（kg·d），在病情稳定后能量要适当增加至 25 ～ 35kcal/（kg·d）。

在热量供应中，碳水化合物提供大约 2/3 的能量，另外 1/3 由脂肪供给。蛋白质需要量为 1.2 ～ 1.5g（kg·d），此外还要补充每天必需的维生素和微量元素。

在无禁忌证时尽早开始肠内营养（建议 72 小时内）。

【中医临床证治】

一、辨证论治

（一）辨证要点

脓毒症的临床表现主要以发热为主，据其特点当属中医学"热病"范畴，现多认为脓毒症与卫气营血辨证各阶段证候的表现有大致对应的关系。陈乔林教授认为脓毒症病情发展过程中有三个转折点：一是邪入少阳或伏郁三焦募原；二是肺损治节无能，殃及全身气机升降出入；三是毒聚阳明，正邪对峙，催化热毒扩散。抓住这三个转折点，可以阻止脓毒症由气分向营分、血分发展。把握好这几个转折点进行辨证论治，可取得良效。刘清泉教授认为脓毒症初期以非特异性临床症候群为特点，表现为太阳病、卫分证；严重的脓毒症则表现气分证、营分证、血分证、阳明病、少阳病及三阴病，这是正邪交争、正盛邪盛的时期，是治疗的关键；多器官功能障碍综合征（MODS）则表现为营分证、血分证及三阴病。因此提出了脓毒症的治疗原则应该是扶正解毒通络，分层扭转。

六淫邪气均可致病，风、寒、燥入里皆可化火；湿邪火毒，疫疬之气更易导致温热病。疫疬之气致病，来势猛烈，起病急骤，变化迅速，由表入里，传入营血，甚至内陷心包；外感热邪，火热内盛，下焦热盛，耗伤阴液，腑气不通，面赤烦渴，腹满胀闷，便秘溲短，还可生痈疔疮痛，热入营血，斑疹肌衄；如素体亏虚，劳损过度，久病致虚，误治失治，药毒损伤正气等均是产生脓毒症的病变基础；正气不足，脾气亏虚，以致水湿集聚成痰；正气亏虚，无以推动血行，血行不畅，血瘀内停，痰瘀内阻，发为本病。

（二）分证论治

辨证分为实证与虚证，实证主要包括毒热内盛证、血瘀络阻证、腑气不通证、痰热壅肺证、肝胆湿热证；虚证主要包括阴脱、阳脱、阴阳俱脱。

1. 毒热内盛证

证候：高热持续不退，烦躁，神昏，恶心呕吐，舌质红绛，脉数。

治法：清热解毒。

方药：清瘟败毒饮加减。生石膏 60g，生地黄 15g，水牛角 30g，川黄连 15g，生栀子 15g，桔梗 10g，黄芩 15g，知母 15g，赤芍 15g，玄参 15g，连翘 15g，淡竹叶 15g，牡丹皮 15g，甘草 10g。

加减：如肌衄斑疹，加大青叶、金银花、板蓝根、紫草等；腑气不通加大黄；口渴欲饮加天花粉、南沙参等；胸膈郁遏加枳壳、瓜蒌等。

2. 血瘀络阻证

证候：高热或神昏，疼痛状如针刺刀割，痛处固定不移，常在夜间加重，有肿块或出血，舌质紫暗或有瘀斑，脉沉迟或沉弦。

治法：活血化瘀通络。

方药：血府逐瘀汤加减。桃仁 12g，当归 15g，生地黄 15g，红花 15g，枳壳 10g，赤芍 15g，柴胡 10g，桔梗 10g，川芎 15g，牛膝 15g，甘草 10g。

加减：血瘀较重加全蝎、地龙、三棱、莪术等以破血散结，通络止痛；气机郁滞加川楝子、香附、青皮等以疏肝理气。

3. 腑气不通证

症状：腹胀，呕吐，无排便排气，肠鸣音减弱或消失，舌苔黄腻，脉弦。

治法：通里攻下。

方药：大承气汤加减。大黄 30g，芒硝 15g，厚朴 15g，枳实 15g。

加减：如气虚加人参以补气；气滞加川楝子、香附、青皮等以行气通滞；津液不足加玄参、生地黄以滋阴润燥。

4. 痰热壅肺证

证候：初起恶寒，继则壮热，咳喘上气，痰黄稠或痰中带血，胸痛，口渴喜冷饮，舌红苔黄，脉滑数。

治法：辛凉宣泄，清热平喘。

方药：麻杏石甘汤加减。麻黄 12g，杏仁 12g，石膏 30g，甘草 10g。

加减：肺热甚，壮热汗出加大石膏用量，并加桑白皮、黄芩、知母等以清泄肺热；表邪重，无汗而恶寒，加薄荷、苏叶、桑叶等宣肺解表；痰多气急加葶苈子、枇杷叶以降气化痰；痰黄稠难咳加黄芩、鱼腥草、金荞麦、贝母以清热化痰。

5. 肝胆湿热证

证候：腹胀腹痛，呕吐，大便不通，发热，身黄，口渴，尿黄赤，舌红，苔黄腻，脉弦滑而数。

治法：疏肝理气，通里攻下，清热解毒。

方药：大柴胡汤加减。柴胡 15g，黄芩 15g，大黄 30g，枳实 15g，法半夏 15g，白芍 15g，大枣 15g，生姜 15g。

加减：有黄疸者加茵陈、栀子以清热利湿退黄；腹痛明显者加川楝子、延胡索以行气活血止痛；胆石症者加鸡内金、金钱草、海金沙以化石。

6. 虚证——急性虚证

（1）阴脱

证候：神志恍惚或烦躁不安，面色潮红，两目内陷，皮肤皱褶，身热心烦，口渴欲饮，少尿或无尿，舌红干燥，脉细数。

治法：救阴固脱。

方药：生脉散加味。人参 30g，麦冬 15g，五味子 10g。

加减：在救阴的同时，以防阴竭阳无所附而散越，酌加制附子、干姜，以达滋阴增液、养阴固脱之目的。"阳明病，发汗者多，可急下之"，用大承气汤以急下存阴，制阳盛于内，而阴液脱于外之危候。因亡血致亡阴，可参见血脱证的证治。因吐泻导致津液暴脱，可用四逆汤类，以回阳救逆，待阳回后宜急用大剂生脉散之属，以养阴益气。

（2）阳脱

症状：冷汗淋漓，四肢逆冷，忽而昏聩，面赤唇紫，口开目闭，手撒遗尿，舌淡或紫，脉微欲绝或散大无根。

治法：回阳固脱。

方药：四逆汤。附子 60g（先煎），干姜 15g，甘草 10g。

（3）阴阳俱脱

症状：急病重病，突然大汗不止或汗出如油，精神疲惫不支，声短息微，遗尿失禁，舌卷少津，脉微细欲绝或脉大无力。

治法：回阳救阴。

方药：阴阳两救汤。熟附片30g（先煎），熟地黄30g，人参30g，菟丝子15g，枸杞子30g，茯神15g，远志15g，紫河车15g，干姜30g。

二、针灸治疗

1. 体针

主穴：水沟、素髎、内关、涌泉、合谷、百会、膻中、关元、曲池、合谷、外关、肺俞、脾俞、三焦俞、肾俞、足三里等。

配穴：高热者可选大椎、十宣、十二井穴，予点刺放血；神昏加水沟、涌泉、神门、内关；抽搐加太冲、阳陵泉；大便秘结加足三里、丰隆。

操作：足三里、关元用温针灸法，肺俞、脾俞、三焦俞、肾俞不可深刺，以免伤及内脏。余穴均常规刺。

2. 耳针法

取肺、大肠、脾、肾、三焦、交感。每次选用2～3穴，毫针刺法，或压丸法。

3. 艾灸

脱证患者可予关元、气海、足三里隔姜灸或艾条回旋灸30分钟，每日1～2次。

【名中医经验荟萃】

一、陈乔林教授治疗脓毒症经验

云南国医名师陈乔林教授认为，邪入少阳或伏郁三焦募原；肺损治节无能，殃及全身气机升降出入；毒聚阳明，正邪对峙，催化热毒扩散是病情发展过程中重要的转折点，也是气热逼营的关键之处，如能准确判断，及时正确处理，可阻止病证向营血纵深推进。

陈乔林教授辨证施治脓毒症的几个要点：①预扶正气，先安未受邪之地，强主逐寇。正不敌邪，脓毒症发展至脓毒症休克，即当视病情所属为气阴耗损证，或津亡气脱证，或真阴衰竭证，或阳气暴脱证，或阴阳两脱证，应分别救治。基于临床多为闭脱互见，虚实共存，各种脱证常与邪毒、气滞、血瘀交织在一起，故必须把"祛邪安正"与"扶正固脱"有机结合。②维护络脉，防止邪毒内陷、络脉瘀闭。维护络脉必须及早，在邪毒壅遏于气分，气热逼营，初入营分时，急彻热毒，或可保全络脉。所以叶天士说"入营犹可透热转气"。如丧失时机，则邪毒入血，就恐耗血动血，直须凉血散血。络脉破损，失血过多，气随血脱，发展至危重症。故治疗脓毒症须注意维护络脉，辛凉透络，清气凉营，活血散瘀，疏通络脉之气血，濡养络脉之体，务使宣畅无碍。③扼守要冲，先发制毒，顺势扭转病机。

如前所述，如治疗得当，正气抗邪外出，则可阻止脓毒症的发展。要从三方面着手：一是和解少阳，疏泄募原；二是清肃肺气，谨防逆传；三是清泄阳明，逐毒攻下。

综上所述，脓毒症具有起病急骤性、病损整体性、过程递进性、演变转折点及结局严重性等特征。这些完全可以从中医学的整体观、系统观、动态观借鉴思维方法，并从中医丰富的救治经验中寻找发掘有效的诊疗措施。"三证三法"抓住了热毒、瘀血、正虚三大关键，但对脓毒症其他某些特殊表现形式（如湿温证、湿毒证等）尚不能概括，对脓毒症发展过程中疾病矛盾转化的决定性环节尚未从动态角度提出处理方案。疾病矛盾也是一种运动形式，运动过程中几个间断性的阶段不能概括疾病发生发展的全过程。以上所述中医理论和实践方面的内容，也许可以作为继续研究脓毒症证治大法的参考。中医治疗脓毒症，绝不是单纯着眼于制毒攻毒。脓毒症的病机是邪毒暴骤，正气虚损，气闭络阻，气机紊乱，分清标本缓急，抓住影响全局的主要环节，扶正祛邪，统筹兼顾，组成随病势变化而相应变动的治疗方阵，有主有从，主辅相协，方克有济，不可拘泥于某几个施治方法而一成不变。

二、赵淳教授治疗脓毒症经验

赵淳教授认为从脓毒症发生的源头（前驱动因素）和发展的上游积极防治，减少脓毒性休克及 MODS 的发生是降低脓毒症病死率的关键。他提出脓毒症的防治策略是在中医学"治未病"思想及"整体观念，辨证论治"理论指导下，早期截断脓毒症向严重脓毒症和 MODS 方向发展。在脓毒症病程的不同阶段积极采取相应的中西医结合防治措施，做到有机结合，优势互补。整体整合调节，促使机体内环境恢复动态平衡。

赵淳教授救治脓毒症的思路：脓毒症是所有危重病发展过程的一个中心环节，故动态把握、早期截断脓毒症发生发展的病理过程是救治所有危重症的核心。须做到未病先防，既病防变。①整个临床救治过程须重视"治未病"，做到早期诊断，动态监测，早期治疗（第一时间治疗），预防传变，提前干预脓毒症。②针对发病机制，早期截断脓毒症的重要病理环节，防止发生 MODS。内毒素、全身炎症反应综合征或对抗性的代偿性抗炎反应综合征、免疫抑制、组织器官受损等病理生理环节是脓毒症发生、发展、加重进而导致 MODS 的关键。因此，清除内毒素，多靶点拮抗多种炎性介质，促使全身炎症反应综合征或对抗性的代偿性抗炎反应综合征恢复平衡，调理免疫功能，全面保护重要细胞器的功能和结构等综合治疗手段是救治严重脓毒症的重要举措。其救治方法为中西医结合多靶点、多环节综合治疗，整体调节。具体分为去除病因、控制发病环节、对症治疗及器官支持治疗。